교육 쫌 한다는
치과위생사들의 이야기

-가르치며 성장한 치과위생사들의 리얼 스토리-

누군가의 내일을 밝히는 마음으로

이 책을 완성하는 동안 여러 번 마음이 먹먹해졌다. 말없이 흘러가는 일상 속에서도 당신은 이미 누군가의 기준점이었고, 누군가에게는 버팀목이었으며, 또 다른 누군가에게는 "나도 할 수 있겠다"는 희망이었다. 치과위생사의 하루하루는 치료 기록보다 더 깊은 영향을 남기고 있었고, 그 영향은 한 사람의 습관을 바꾸고, 건강을 바꾸고, 결국 삶을 바꾸는 길로 이어졌다.

당신의 하루는 이미 누군가의 길을 바꾸고 있다. 치과위생사로서 흘린 땀과 지켜온 마음, 때로 흔들렸지만 다시 일어섰던 순간들, 그 모든 시간이 다음 세대의 치과위생사들을 더 넓은 세계로 이끌 것이다. 여러분이 걸어온 길이 헛되지 않았음을, 그리고 앞으로의 길 또한 누군가의 내일을 밝히고 있음을 이 책이 조금이나마 전해주기를 바란다.

편집위원, 디엠플러스 대표 유은미

'사람'을 살리고 '관계'를 세우는 치과위생사의 진짜 기술

이 책의 모든 페이지에 새겨진 한 줄, 한 문장은 "누군가는 이렇게 살아냈다"는 가장 강력한 증언이다. 단순한 직업 기록을 넘어, 사람을 살리고 관계를 세우는 치과위생사의 진짜 기술이 이 안에 담겨 있다.

진료실의 한 문장, 상담실의 작은 공감, 교육 현장에서 건네는 격려는 어느 화려한 기술보다 오래 남는다. 그 울림이 누군가의 오늘을 바꾸고, 또 다른 내일을 열어주기를 바란다.

치과위생사의 현재를 정리하고, 다음 세대가 나아갈 좌표를 세우는 이 여정에 함께할 수 있었다는 사실이 큰 영광이다.

편집위원, 누군가의 길을 비추는 작은 불빛이 되고자 하는 강원주

"아! 이분들은 진짜 교육 좀 하는 사람들이구나"

원고가 하나둘 모여들자, 나는 곧바로 확신했다. 이 책에는 상담실에서 환자의 마음을 여는 한 문장, 강의실에서 학생의 눈빛을 밝히는 법, 지역사회 현장에서 사람들의 삶을 바꾸는 교육 이야기까지 빼곡하게 담겨 있다. 편집 과정에서 여러 번 멈춰 읽었다. 아, 이 문장은 꼭 후배들에게 전해져야 한다. 이 경험은 전국의 치과위생사들에게 공유되면 좋겠다.

편집하며 참 많이 배웠다. 그리고 다시 확신했다. 치과위생사는 치과계의 진짜 영향력자라는 사실을.

화려한 장비나 알고리즘이 없어도, 사람의 행동을 움직이고 삶의 변화를 이끌어내는 직업. 그게 바로 치과위생사니까.

지금 이 순간에도 누군가의 구강건강, 나아가 삶 전체에 조용하지만 깊은 변화를 만들고 있는 모든 치과위생사들에게 이 책을 바친다.

편집위원, 그리고 여전히 배움의 길 위에 있는 치과위생사 조지영

마지막으로

세 사람의 언어와 마음, 그리고 17명의 경험이 한 방향을 가리킨다. 치과위생사의 교육에서 시작된 변화는 결국 사람의 삶을 바꾸는 힘이 된다. 여기에는 치과위생사로 살아온 시간, 교육자로 서는 이유, 그리고 누군가의 삶에 조용히 빛을 더해온 수많은 손길이 고스란히 담겨 있다.

17명의 이야기를 따라가다 보면 깨닫게 된다. 우리는 모두 각자의 자리에서 묵묵히 누군가의 내일을 지켜온 사람들이라는 사실을. 환자에게는 편안함을, 동료에게는 용기를, 후배에게는 성장의 방향을 건네 온 그 시간들은 결코 사소하지 않았다. 긴 여정을 함께해 준 저자들, 그리고 이 책을 통해 서로의 마음을 연결한 모든 치과위생사분들께 깊이 감사드린다.

이 책이 그 길을 걷는 모든 이들에게 조용한 위로가 되고, 따뜻한 확신이 되며, 다시 걸음을 내딛게 하는 이유가 되기를 바란다.

구강보건교육은 삶의 어느 지점에서든 누군가에게는 전문교육이 되고, 또 다른 누군가에게는 일상을 지켜주는 배움이 됩니다. '언니들의 클라쓰' 세 번째 이야기는 바로 그 배움의 현장에서 교육자로서 치과위생사가 품어온 진심과 책임을 깊이 있게 비춥니다.

각자의 자리에서 묵묵히 실천해 온 17인의 치과위생사들은 환자교육, 코칭형 소통, 디지털 진료 환경, 후배 양성 등 다양한 활동 속에서 자신만의 교육 철학을 구축해 왔습니다. 그들의 경험과 신념은 이 책 속에서 치과위생사가 교육자로서 어떻게 성장해 왔는지를 보여주는 중요한 기록으로 자리합니다.

저 또한 오랜 시간 치위생 교육에 마음을 다해 온 한 사람으로서, 이 기록들을 마주하는 순간 여러 감정이 밀려왔습니다. 동료들의 치열함과 따뜻함, 그리고 '교육자'라는 역할을 단 한 번도 가볍게 여기지 않았던 마음들이 한 줄 한 줄에 고스란히 담겨 있기 때문입니다. 이 책에 추천사를 쓰는 것 자체가 제게는 동료들에게 보내는 존경의 마음이자, 교육자로 살아가는 제 자신을 다시 바라보게 하는 특별한 기회였습니다.

이 책은 우리에게 질문합니다.

"나는 어떤 치과위생사가 될 것인가."

단순한 진로의 방향이 아니라 어떤 마음으로, 어떤 가치를 품고 그 길을 걸을 것인지 묻는 질문입니다. 치위생학과 학생들에게는 새로운 가능성을 열어 보여주는 나침반이 될 것이며, 현장에서 후배를 이끄는 치과위생사들에게는 스스로의 초심을 다시 확인하게 하는 거울이 될 것입니다. 또한 치과위생사의 길을 탐색하는 청소년들에게는 이 직업이 얼마나 넓고 깊은 의미를 지니는지 체감하게 하는 생생한 안내서가 될 것입니다.

교육의 본질과 인간적인 진심을 함께 담아낸, 어디에서도 쉽게 만날수 없는 귀한 기록. 저는 이 책을, 치과위생사라는 이름을 마음에 품고 살아가는 모든 분들께 자신 있게 권합니다.

건국대학교 교육학 박사/대구보건대학교 치위생과 교수 정영란

칼릴 지브란은 교육이란 머릿속에 씨앗을 심어주는 것이 아니라 그것을 자라나게 해주는 거라 말합니다. 먼저 살아온 선배들의 이야기를 담은 『교육 쫌 한다는 치과위생사들의 이야기』에 담긴 치과위생사 17명의 경험담은 씨앗의 영양분처럼 햇빛, 바람, 비와 같다는 생각을 했습니다.

지역사회에서 다양한 대상자분들에게 구강건강교육을 하는 저로서는 지난 20년 동안 임상에서의 상담, 예방진료, 조직문화 구축 등 다양한 업무경험이 새로운 업무 설계에 많은 도움이 되었답니다. 이 책을 읽으시는 모든 분이 각자 자리에서 직업의 소명의식을 갖기를 소망해봅니다.

사회적기업 (주)에나멜 대표이사 강정희

기다리던 '언니들의 클라쓰' 3편 출간을 진심으로 축하합니다.

이 책은 현장에서 고군분투할 후배 치과위생사들을 향한 '찐언니'들의 따뜻한 응원과 실질적인 조언이 가득 담겨 있습니다. 교과서에는 없는 현장의 지혜가 필요할 때, 곁에 두고 펼쳐보는 든든한 멘토가 되어줄 것입니다.

치과위생사로 첫발을 내딛거나 성장을 고민하는 모든 분께 필독서로 강력히 추천합니다.

경남정보대학 치위생과 교수 김지영

이 책은 예비 치과위생사, 신입 치과위생사, 경력을 쌓아가고 있는 모든 치과위생사들께 꼭 권하고 싶은 책입니다.

학교에서는 배울 수 없는 17명의 다양한 경험이 모여 치과위생사의 전문성은 물론 더 나은 치과위생사로 성장할 용기를 주고 든든한 나침반이 되어줄 것입니다.

임상치과위생사 김지희

자신의 분야에서 정상에 오른 멘토를 만난다는 것은 결코 쉽지 않은 일입니다. 그러나 이 책 속에는 치과위생사라는 직업을 누구보다 깊이 이해하고, 스스로 길을 개척해 온 17명의 멘토가 담겨 있습니다.

이 책을 읽는 동안, 치과위생사는 단순히 진료를 보조하는 직군이 아니라 환자와 치과의 미래를 함께 설계하는 주체적인 전문가임을 새삼 깨닫게 됩니다. 치과의사인 저 또한 각 멘토의 이야기를 통해 많은 통찰과 자극을 받았습니다. 치과위생사의 역할을 좁게 정의하고 있던 편견을 내려놓고, 이 책을 통해 여러분 자신의 무한한 가능성을 발견해 보시길 바랍니다. 이 책은 그 길을 밝히는 든든한 등불이 되어줄 것입니다.

서울공감치과 대표원장 박현웅

예방 치과위생사로서 저는 치료 이전에 환자가 스스로 건강을 지킬 수 있도록 '배움의 기회'를 열어주는 일이 얼마나 중요한지 매일 실감합니다. 앞으로의 치과는 맞춤형 교육과 예방지도를 통해 환자의 행동을 변화시키는 작은 배움의 현장이 될 것이며, 그 중심에는 늘 치과위생사가 서 있습니다.

『교육 쫌 한다는 치과위생사들의 이야기』는 이러한 교육의 가치와 현장의 변화를 가장 생생하게 보여줍니다. 이 책을 통해 더 많은 치과위생사가 "교육은 환자의 삶을 바꾸는 힘"임을 느끼고, 예방 중심의 건강한 미래를 함께 그려 가기를 기대합니다.

예방 컨설턴트/원치과의원 진료총괄 부장 서희성

'마음의 퍼널'을 설계한 치과위생사의 통찰

이 책을 읽는 내내 놀라움을 금치 못했습니다. 퍼널 마케팅 전문가인 제가 늘 강조하는 '고객 여정 설계(Customer Journey)'의 원리가 치과위생사 선생님들의 '환자 경험 설계'에 그대로 녹아 있었기 때문입니다. 진정한 전환은 기술이 아닌 신뢰에서 시작됩니다. 환자의 불안과 두려움을 읽어내고, 지시 대신 코칭으로 '자기효능감'을 이끌어내며, 시스템과 매뉴얼로 '일관성'을 확보하는 이 과정이야말로 의료 서비스 분야에서 가장 강력하게 작동하는 자동화 퍼널입니다.

이 책은 치아를 넘어 '사람의 삶'을 바꾸는 치과위생사의 전문성을 증명하며, 퍼널 마케팅의 궁극적인 목표인 '충성 고객 확보'를 어떻게 이룰 수 있는지 그 정답을 보여주고 있습니다. 이들의 통찰은 모든 서비스업 종사자가 반드시 체득해야 합니다.

길컴퍼니 대표/퍼널 마케팅 전문가 이승길

이 책은 치과 현장에서 매일 환자 곁을 지켜온 치과위생사들의 마음을 누구보다 깊이 이해한 책입니다. 바쁜 진료 속에서도 더 좋은 환자 경험을 만들기 위해 조용히 애쓰는 그 노력에 깊이 공감하며, 그 여정에 따뜻한 힘을 건네줍니다. 책 속의 기록들은 예방치의학을 넘어 사람의 마음을 잇는 따스한 실천의 흔적으로 가득합니다. 서로를 돌보고, 함께 성장하게 만드는 따뜻한 시선이 촘촘히 담겨 있어 읽는 이의 마음을 은은하게 밝혀 줍니다.

이 책이 많은 치과 의료진에게 용기가 되고, 자신의 일을 사랑하게 만드는 작은 빛이 되기를 진심으로 바랍니다.

치과의사/대한치과의료관리학회 회장 이재윤

『교육 쫌 한다는 치과위생사들의 이야기』는 17명의 치과위생사분들이 자신의 성장 과정과 자신들만의 이야기를 조심스레 꺼내 놓은 책입니다. 아직 경험이 부족한 후배들이 이 책을 펼친다면 누군가의 어깨 너머에서 배우고, 길을 확인하던 그 시절의 우리처럼 단단한 위로와 방향성을 발견하게 될 겁니다.

글 곳곳에는 자신의 직업을 사랑한다는 말보다 더 깊은 온도가 있고, 그 마음이 독자들의 가슴에도 은근히 온기를 남깁니다. 치과계에 계신 모든 분들께 꼭 한 번 천천히 읽어 보시길 권하고 싶은 책입니다.

한국의료경영교육협회/협회장 이주동

"지친 치과 상담자의 손에 쥐어지는 작은 반딧불 같은 책"

어제도 오늘도 치과 상담이 어려우시다면, 17명 멘토님들의 값진 경험이야기와 진정성 있는 공감으로 다가가는 상담을 제시해주는 『교육 좀 한다는 치과위생사들의 이야기』를 추천합니다.

그리고 세 번째 책 출간을 진심으로 축하드립니다 ^^

서울케이치과의원 총괄실장/서울치의학교육원 전담강사 이혜경

이 책을 읽는 동안 치과위생사 선생님들이 현장에서 얼마나 세심하게 환자의 마음을 살피고, 각자의 자리에서 진정성을 다해 일하고 있는지가 고스란히 느껴졌습니다. 코칭, 상담, 교육, 예방 등 다양한 분야에서의 경험들이 담담하게 기록되어 있어 같은 의료인으로서 많은 생각을 하게 했습니다. 치과의료가 환자 중심으로 더 깊어질 수 있는 방향을 보여주는 의미 있는 책이며, 귀한 이야기를 나누어 주신 선생님들께 진심으로 감사드립니다.

서산 다이아몬드치과 대표원장 장봉열

이 책은 '치과위생사'라는 공통 직업으로 시작하여 다양한 길을 걸어온 선배들의 값진 시간의 기록들이다. 치과 임상의 상담자로서, 조직의 리더로서, 그리고 교육자로서 살아가고 있는 이 책의 저자들은 하나같이 말합니다. 거창한 지식이나 기술보다 중요한 것은 상대의 불편한 마음을 공감해주고 따뜻하게 안아주는 마음의 힘이라는 것을….

이들의 이야기가 시작을 두려워하고 망설이는 많은 후배들에게 작은 위로가 되고 희망의 길잡이가 되며 도전과 용기의 나침반이 되길 바랍니다.

이루미치과의원 이사/대한치과위생사협회 부산광역시회 고문 홍선아

이 책은 치과위생사의 성장이 단순히 기술을 익히는 데서 끝나지 않고, 현장에서 환자를 만나며 쌓은 경험과 마음의 태도에서 깊어져 간다는 사실을 보여줍니다. 저자들은 모두 임상에서 시작했지만, 환자를 이해하고 소통하는 과정 속에서 상담·교육·연구·조직문화를 만들어내는 새로운 역할로 자연스럽게 나아갔습니다. 이 책은 앞으로의 커리어를 스스로 만들어가고 싶은 치위생사들에게 현실적인 도움과 다시 시작할 용기를 주는 책이라고 확신합니다.

생각코딩연구소/미래역량교육협회 대표 홍진표

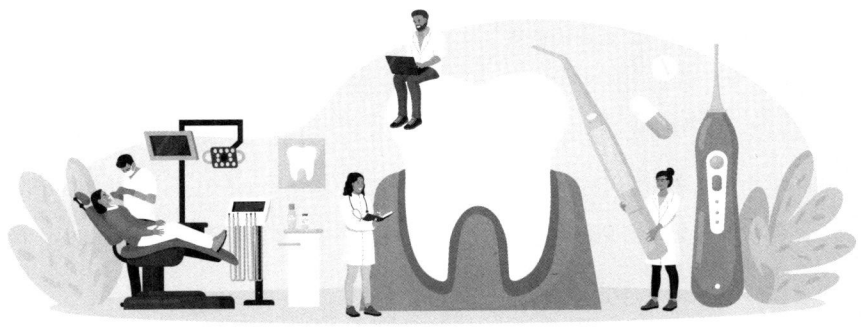

Part 1 진료실에서 시작된 교육 :
환자를 살리고, 팀을 키우는 임상의 힘

Part 2 배움이 현장이 되는 순간 :
학교에서 지역사회까지, 멈추지 않는 성장

차례

Part 3 삶의 변화를 이끄는 치과위생사 : 멘토가 되고, 철학이 되어, 세상을 비추다

차례

contents

치과위생사는 이미 누군가의 교육자다.
진료실에서 오가는 말 한마디, 설명 하나, 태도 하나가
환자의 삶을 바꾸고, 팀의 문화를 만들며,
오늘도 조용한 변화를 시작한다.
이곳에는 그렇게 일상 속에서 교육이 되어온
치과위생사들의 기록이 담겨 있다.

PART 1

진료실에서 시작된 교육

: 환자를 살리고, 팀을 키우는 임상의 힘

『조지영』
환자가 스스로 움직이는 코칭

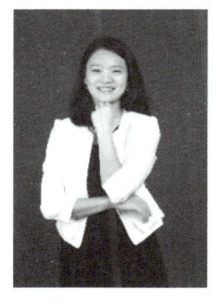

- 주요경력:
  현) 디엠플러스 이사
  현) 대한보건인재개발원 수석강사
  현) 대한치과위생사협회 서울특별시회 기획이사
  현) 대한치과위생사협회 홍보위원
- 최종학력: 고신대학교 일반대학원 보건과학과 박사 수료
- 교육경력: 치위생과 다수 강의, 병원환자안전관리사, 노인구강보건교육,
            병원코디네이터 등 다수
- 관심 분야: 노인, 예방, 치과위생사 콘텐츠 개발
- 자격 및 수료:
  치과위생사, 병원코디네이터, 생명존중전문강사, 병원환자안전관리사,
  퍼스널컬러전문가, 마케팅기획전문가, 이미지메이킹지도사,
  노인장애인전문치과위생사 강사양성과정 수료, 노인장애인전문치과
  위생사과정 2기 수료 등
- SNS 주소: 인스타그램 | @just1jy
- 나를 한 문장으로 표현한다면?
  성장을 디자인하는 치과위생사, 그로우네이터(Growinator)
- 이 글이 전하고자 하는 핵심 메시지는?
  우리가 하는 말 한마디, 질문 하나가 환자가 스스로 생각하고 움직이게 하는
  스위치가 될 수 있다. 코칭은 환자를 바꾸는 기술이 아니라, 환자 안에 이미 있는
  '변화의 가능성'을 깨우는 과정이다. 치과위생사는 "이렇게 하세요"라고 지시하는
  사람이 아니다. "혹시 이렇게 바꾸면 어떨까요?"라고 물으며 칫솔질을 시키는
  사람이 아니라, 스스로 칫솔을 들게 만드는 디자이너다. 진짜 변화는 우리가
  가르칠 때보다, 환자가 '스스로 깨달을 때' 일어난다.

설명이 아닌 '깨달음'을 돕는 사람

진료실에서 환자에게 칫솔질 교육을 하다 보니, 언제부터인가 '지도'와 '설명'에 익숙해져 있음을 느꼈다.

"칫솔은 이런 식으로 회전시키면서 닦아주셔야 합니다."

"치간칫솔은 이 각도로 넣어야 잘 닦여요."

"잇몸에서 피가 나는 건 잇몸 염증 때문이에요."

시끄러운 초음파 스케일러의 소음 속에서 하루에도 수십 번 같은 말을 반복한다. 체어를 세우면서 자동으로 "양치하세요.", "입 헹구세요."라는 말이 나오는 것처럼 이 말들이 입에 붙은 습관처럼 흘러나왔다. 그러던 어느 날, 한 환자가 나를 보며 조심스레 말을 건넸다.

"선생님, 말씀하신 대로 잘 안 하게 되네요."

설명을 반복해도 환자의 일상은 크게 변하지 않았고, 내가 알려준 '방법'이 환자의 삶 속에서 제대로 녹아들지 못했던 것이다. 환자는 고개를 끄덕이지만 그 끄덕임이 곧 '이해'를 뜻하지는 않았다. 머리로 이해하는 것과 몸으로 실천하는 것 사이에는 언제나 시간과 노력이 필요하다. 습관이 된다는 건 단순히 아는 것을 반복하는 게 아니다. 그 사람이 스스로 필요성을 느끼고 그 필요가 행동으로 옮겨질 때 비로소 가능하다.

하루 종일 곁에 붙어 다니며 이를 닦는 법을 알려줄 수 있다면 얼마나 좋을까. 하지만 현실은 그렇지 않다. 그렇다면 어떻게 해야 환자가 '쉽게 이해하고, 스스로 행동을 바꾸는 사람'이 되도록 도울 수 있을까? 지식이 충분한데도 변화가 일어나지 않는 이유는 무엇일까? 내가 뭘 잘못 가르친 걸까?

문득, 예전에 회사 대표님과 함께 공부했던 코칭(coaching) 수업이 떠올랐다. 그때 들은 한 문장이 지금도 마음에 남아 있다. '사람은 설득으로 변하지 않는다. 깨달음으로 변한다.' 그 말의 의미를 이제는 이해할 거 같다. 나는 그동안 환자를 변화시키기 위해 '설명'에 힘을 쏟았다. 정보만 주면 행동은 변할 것이라 믿었기 때문이다. 하지만 지식만 전달했을 뿐, 정작 환자가 '왜 해야 하는지'를 스스로 느끼게 하지는 못했다. 그렇다면 '코칭'을 접목시키면 달라지지 않을까? 그래서 나는 이제 환자를 '지도'하려 하기보다, 그들의 마음속에 작은 자각의 불씨를 지피는 코치가 되기로 했다.

상담(counseling)은 문제를 이해하고 해석하도록 돕는 과정이며, 코칭(coaching)은 환자가 스스로 해결 방법을 찾도록 지원하는 과정이다. 상담이 "무엇이 문제인가"를 중심으로 한다면, 코칭은 "이 문제를 내가 어떻게 해결할 수 있을까"를 중심에 둔다.

환자가 치실을 사용하지 않는 이유는 '몰라서'가 아니다. 환자에게는 '시간이 부족하거나', '귀찮거나', '피가 나서 불안한' 등의 이유가 있다. 그 마음의 장벽을 넘어서는 힘은 정보가 아니라 동기다. 그리고 그 동기를 이끌어내는 것이 바로 코칭이다.

우리는 너무 쉽게 환자에게 '이렇게 하세요' 라고 말한다. 하지만 한 번도 해보지 않은 사람에게 그 말은 생각보다 어렵다. 단순한 행동일지라도, 그것이 습관이 되기까지는 강력한 동기가 필요하다. 그래서 나는 '말'을 바꾸는 것에서부터 시작했다. 지시 대신 질문을 던졌다.

"○○님은 어떤 방법이 가장 잘 맞을 것 같으세요?"

"이번 주엔 언제가 가장 칫솔질하기 어려웠나요?"

"어떤 시간대에 치실을 쓰는 게 제일 편했어요?"

그때 비로소 깨달았다. '이렇게 하세요'라는 말은 환자의 주체성을 빼앗는 말이었다. 반면, 질문은 환자 스스로 자신의 생활을 돌아보게 하고, 스스로 변화의 이유를 발견하게 만드는 힘이 있었다.

우리는 환자가 자신의 구강건강을 스스로 설계하도록 돕는 사람이다. 교육이 일방적인 전달이라면, 코칭은 양방향의 성찰이다. 그리고 그 성찰의 끝에서 환자는 '내 건강의 주인은 나'라는 사실을 깨닫는다. 코칭은 단순히 더 부드럽고 친절한 상담을 뜻하지 않는다. '내가 무엇을 말했는가'보다 '환자가 무엇을 느꼈는가'에 초점을 두는 대화의 방식이다. 설명은 나의 언어로 하지만, 변화는 환자의 마음속에서 일어난다. 그 순간, 교육의 무게중심은 '전달'에서 '이끌어냄'으로 이동한다.

설명은 누구나 할 수 있지만, 깨달음을 돕고 행동의 변화를 이끌어내는 것에는 관계와 신뢰, 그리고 기다림이 필요하다.

나는 환자에 대한 교육을 '가르침이 아닌, 변화의 가능성을 함께 발견하는 일'이라고 정의하고 싶다. 나는 환자를 바꾸는 사람이 아니라, 환자의 '변화를 믿는 사람'이다. 그리고 그 변화를 이끌어내는 사람이다.

치과에 설명이 아닌 코칭을 접목시킬 때 변화는 시작된다. 코칭은 더 많은 말을 하는 것이 아니라, 더 깊이 들어주는 일이다. 그리고 그 경청의 순간에 환자는 스스로의 힘으로 움직이기 시작한다. 우리가 환자의 손을 붙잡고 대신 닦아줄 수는 없지만, 그 손이 스스로 움직이게 하는 변화를 만들어낼 수 있다. 이것이 코칭의 시작이자, 치과위생사의 새로운 전문성이다.

자기효능감, 행동 변화를 여는 심리적 열쇠

심리학자 앨버트 반두라(Albert Bandura)는 사람의 행동 변화는 단순한 지식의 문제가 아니라 자신이 행동을 수행할 수 있다는 신념, 즉 자기효능감(Self-efficacy)에 의해 결정된다고 했다.

나는 두 자녀를 둔 엄마다. 초등학생 딸과 아들을 키우다 보면, 욕심이 생긴다. 하고 싶은 것이 있으면 다 해보게 하고 싶고, "안 된다"는 말보다 "할 수 있어"라는 경험을 주고 싶다. 그리고 어렵다고 금세 포기하는 아이로 키우고 싶지 않았다. 그러다 보니 자연스럽게 자기효능감에 대한 이야기를 많이 접하게 되었다.

자기효능감이란 어떤 과제를 성공적으로 수행할 수 있다는 자신의 능력에 대한 신념을 말한다. 결국 "나는 할 수 있다"라는 믿음이 행동의 출발점이 된다. 아이에게 이 믿음을 심어주기 위해서는, 그 나이에 맞는 과제를 제시하고 작은 성공 경험을 만들어주는 것이 중요하다. 다른 아이가 성공하는 모습을 보며 '나도 할 수 있다'라는 동기를 얻는 것도 큰 힘이 된다. 그리고 긍정적인 격려와 객관적인 칭찬이 아이의 도전을 돕는다.

이 자기효능감은 환자에게도 그대로 적용된다. 환자의 행동을 지시하는 것이 아니라, 그들의 작은 성공을 발견하고 인정하며 동기를 키우는 과정이다. 비슷한 환자의 사례를 들려주면 '나도 할 수 있겠다'는 믿음이 생긴다. 환자가 스스로 해낸 작은 변화를 칭찬할 때, 그 경험은 다음 행동을 위한 힘이 된다.

"지난 번보다 훨씬 깨끗해지셨어요."

"처음엔 어렵다고 하셨는데, 꾸준히 하셨네요."

이 짧은 말 한마디가 환자의 자신감을 키우고, 다음 행동으로 이끈다. 진료실 의자에서 마주한 환자는 자신의 몸을 이해하고, 스스로 변화할 수 있는 '학습자이자 주체'다.

얼마 전, 잇몸 출혈이 심한 40대 여성 환자가 내원했다. 치주염으로 인한 염증이 심했고, 잇몸 치료와 함께 치실 사용을 권하자 그 환자는 조심스럽게 말했다.

"치실 쓰면 피가 나서 무서워요."

나는 치실 때문이 아니라 염증으로 인해 피가 나는 것이라고 설명했다. 하지만 환자의 표정은 쉽게 풀리지 않았다. 그래서 나는 설명을 멈추고, 공감부터 건넸다.

"맞아요. 처음엔 누구나 그래요. 피가 난다는 건, 지금 내 잇몸이 회복 중이라는 신호일 수도 있어요. 오늘 딱 한 번만 해볼까요? 제가 옆에서 함께 볼게요."

환자는 머뭇거리더니 조심스럽게 치실을 사용했다. 나는 환자의 손을 살짝 잡아 각도를 바로잡아 주었다. 약간의 출혈이 있었지만, 환자는 두려워하지 않았다. 환자는 거울 속 자신의 잇몸을 보며 스스로 말했다.

"어! 생각보다 괜찮네요."

그 한마디가 바로 자기효능감의 발현이었다. 할 수 있을 것 같다는 경험은 지식보다 강하다. 이 작고 구체적인 성공 경험이, 환자의 행동 변화를 지속시키는 원동력이 되었다.

반두라는 자기효능감을 강화시키는 네 가지 요소를 제시했다.

첫째, 성공 경험(Mastery Experience) – 자기효능감을 증가시키고 더 큰 목표에 도전하게 하는 것

둘째, 대리 경험(Vicarious Experience) – 타인의 성공을 관찰하여 이를 모방하는 간접적인 경험

셋째, 언어적 설득(Verbal Persuasion) – 누군가의 긍정적 격려, 객관적인 칭찬

넷째, 정서적 안정(Physiological & Emotional States) – 불안이 아닌 평온한 감정 상태, 신체적이고 정서적으로 깨어 있는 상태

치과위생사가 코칭형 교육을 할 때 이 네 가지가 포함되어야 한다. 직접 시연을 통해 환자가 작은 성공을 경험하게 한다. 그리고 다른 환자의 긍정적인 사례를 들려주며, "이전보다 훨씬 좋아지셨어요."라는 말로 동기를 강화한다. 동시에 진료실의 무서움을 낮추는 따뜻한 목소리로 정서적 안정을 돕는다.

환자가 '나는 할 수 있다'고 느끼는 순간, 자기주도적 건강 행동이 시작된다. 완벽하게 닦지 못하더라도, 매일 밤 양치 후 "오늘은 어제보다 나았어."라고 느낄 때 그의 구강건강은 이미 변화를 시작하고 있는 것이다. 치과위생사는 그 작고 조용한 변화를 가장 가까이에서 목격하는 사람이다.

나는 종종 이렇게 생각한다. 치과위생사의 교육은 '자기 신뢰를 회복시키는 일'이라고. 환자가 스스로를 믿을 수 있을 때, 비로소 자신의 구

강건강을 책임질 힘을 얻는다. 진료실에서 환자의 눈빛이 달라지는 그 순간, 나는 깨닫는다.

"아, 이게 진짜 교육, 진짜 변화구나."

자기효능감이 높아질 때, 환자는 지식을 행동으로 바꾼다.

자기효능감을 강화시키는 4가지 요소	치과 교육 현장 적용
성공 경험	환자가 스스로 관리한 후 긍정적 결과를 체험하게 함
대리 경험	"비슷한 연령대의 환자도 이렇게 개선됐어요"
언어적 설득	비판이 아닌 격려 중심의 피드백 "와! 정말 잘하셨어요"
정서적 안정	진료실 환경, 치과위생사의 따뜻한 어조로 불안을 완화

행동을 설계하는 대화

치과위생사는 매일 수많은 대화를 한다. 물론 모든 대화가 환자의 '행동'을 바꾸는 것은 아니다. 같은 칫솔질 설명, 같은 구강관리 지시라도 어떤 치과위생사의 말은 환자를 움직이고, 어떤 치과위생사의 말은 단순한 정보로 사라진다. 무엇이 그 차이를 만들까?

치과위생사의 교육은 먼저 환자의 행동 변화를 이끌어내기 위한 심리적, 환경적 설계가 되어야 한다. 그 중심에 '코칭형 마인드셋'이 필요하다. 코칭형 마인드셋이란 환자를 '바꾸려는 대상'으로 보지 않고, 스스로 변화할 수 있는 존재로 바라보는 관점이다. 치과위생사는 환자 위에 서 있는 선생이 아니라, 곁에서 가능성을 이끌어내는 조력자이며 설계자이다.

예를 들어, A 치과위생사는 이렇게 말한다.

"칫솔질을 옆으로 세게 해서 치아가 파인 거예요. 회전법으로 바꾸셔야 합니다. 습관을 꼭 고치셔야 해요."

반면, B 치과위생사는 이렇게 묻는다.

"양치할 때 어느 부분이 제일 닦기 어렵게 느껴지세요?"

"그럴 땐 어떤 방법이 더 편하실 것 같아요?"

A 치과위생사는 환자를 '바꾸려는 대상'으로 인식한다. 그리고 문제를 대신 정의하고 해결책을 준다. B 치과위생사는 환자를 '스스로 변화

할 수 있는 존재'로 바라보고, 무엇이 문제인지 스스로 깨달을 수 있게 질문을 하고, 답을 찾아가게 돕는다.

치과위생사는 환자에게 정답을 주는 사람이 아니라, 환자가 스스로 답을 찾아가도록 길을 밝혀주는 사람이다. 교육의 목표는 지시가 아니라, '행동 변화'임을 잊지 말자.

좋은 코칭은 탁월한 설명보다 탁월한 질문에서 비롯된다. 잘 가르치는 사람보다 잘 묻는 사람이 더 깊은 변화를 이끌어낼 수 있다. 질문은 지시와 달리 환자를 압박하지 않고 마음을 여는 열쇠이다. 스스로의 행동을 '선택'할 수 있게 만드는 시작점이 된다.

"왜 안 하셨어요?"는 방어를 만들지만, "그럴 때 어떤 점이 어려우셨어요?"는 신뢰를 만든다.

"칫솔질은 하루에 몇 번 하세요?"

진료 초반의 질문은 늘 이 문장으로 시작된다. 환자는 습관처럼 "두 번이요.", "세 번이요." 하고 답한다. 이때 대부분의 치과위생사는 곧바로 '지도'를 이어간다.

"매 식사 후, 잠자기 전에 모두 닦으셔야 해요. 세 번이든, 네 번이든요."

그러나 코칭형 교육에서는 질문의 방향이 달라진다.

"두 번 한다고 하셨는데, 언제 하는 게 가장 힘드세요?"

"그때는 왜 어려우셨을까요?"

"그 상황에서 조금이라도 편하게 닦을 수 있는 방법이 있을까요?"

환자의 삶 속에서 칫솔질이 어려운 이유, 즉 행동의 장애 요인을 환자 스스로 찾아내게 한다.

또한 많은 치과위생사들이 교육의 끝에서 "다음엔 더 잘 닦아오세요."라고 말한다. 그 말 속에는 '평가자'의 시선이 담겨 있다. 환자는 그 말을 숙제처럼 받아들인다. 숙제는 왠지 하기 싫어진다. 억지로 해야 하는 일로 느껴지기 때문이다. 이제 이렇게 물어보자.

"이번에 시도해 보신 방법이 어땠는지 다음에 같이 이야기해 볼까요?"

"지난 번에 시도해 보신 방법으로 해 보니까 어떠셨어요?"

이 한마디에는 존중과 자율성이 담겨 있다. 이 질문은 스스로의 경험을 돌아보게 하고, 그 안에서 의미를 찾게 만든다. 환자는 비로소 '치료받는 사람'에서 '스스로 구강을 관리하고 실천하는 주체'가 된다. 그리고 그 변화 속에서 '해낼 수 있다'는 즐거움을 배워간다.

진료실에서의 코칭형 교육은 거창한 프로그램이 아니다. 한 문장, 한 질문의 방향을 바꾸는 것에서 시작된다.

"이렇게 하세요." 대신 "어떻게 하면 좋을까요?"

"잘 안 되셨죠?" 대신 "무엇이 어려우셨나요?"

이 작은 언어의 변화가, 환자의 행동을 바꾸고, 치과위생사의 전문성을 더 깊게 만든다.

"꾸준히 관리하신 게 느껴져요."

이러한 언어는 단순한 칭찬이 아니라, 행동의 지속을 유도하는 자극이다. 환자는 스스로의 노력을 인정받을 때 다음 행동으로 나아간다.

설명이 아니라, 깨달음, 교육이 아닌 코칭. 이것이 바로 치과위생사가 써 내려 가야 할 '교육의 새로운 언어'다.

기존 표현	코칭형 표현
칫솔질이 제대로 안되었네요.	어느 부위가 가장 어려우셨어요?
치실을 꼭 사용하셔야 해요.	치실을 쓰기 어려운 이유가 있을까요?
칫솔질 안 하면 잇몸이 더 나빠져요.	지금보다 나은 잇몸을 위해 어떤 방법을 시도해 볼 수 있을까요?
그건 잘못된 방법이예요.	그 방법으로 해 보셨군요. 혹시 이렇게 바꾸면 어떨까요?
예전보다 훨씬 좋아졌어요.	꾸준히 관리하신 게 느껴져요.
이건 나중에 후회하세요.	지금부터 바꾸면 어떤 점이 좋아질지 상상해 보세요.

진정한 코칭형 교육의 목표는 '칫솔질 3회, 치실 사용' 같은 행동 수치가 아니다. 환자의 의미 있는 변화, 즉 "내가 내 몸을 돌보는 사람"이라는 자각이다.

한 환자의 말이 기억난다.

"예전엔 그냥 닦으라니까 닦았는데, 이젠 왜 닦아야 하는지 알겠어요. 감사합니다. 덕분에 제 건강까지 챙기게 됐어요."

치과위생사는 단순히 구강건강을 관리하는 전문가가 아니라, 행동의 변화를 설계하고, 그 변화를 지속시키는 구강 건강 코치라는 것을 잊지 말자.

마음으로 놓는 '변화'의 다리

　치과에서 교육은 말로 시작되지만, 마음으로 완성된다. 환자가 진료실 의자에 앉는 순간, 단순히 치아의 문제만 가진 존재가 아니다. 환자의 얼굴에는 두려움과 긴장, 부끄러움, 때로는 미안함이 섞여 있다.

　"오랫동안 스케일링을 못 했어요. 관리 못 했어요."

　"잇몸이 자꾸 부어서 왔어요."

　이런 말을 꺼내는 환자의 목소리에는 감정의 결이 있다.

　코칭형 교육은 이 감정의 결을 읽고, 그 안에서 '변화'라는 다리를 놓는 일이다. 치석을 제거하고 칫솔질을 설명하는 일은 치과위생사라면 누구나 할 수 있다. 같은 내용이라도 말하는 사람의 태도, 시선, 목소리의 온도에 따라 환자의 마음은 전혀 다른 방향으로 움직인다.

　사례 1) 잇몸 출혈과 잦은 염증으로 고민하는 50대 치주관리 환자의 이야기다. 그 환자는 "양치가 부족하다."는 말만 반복되는 상담에 지쳐 있었다. 먼저 스케일링 후 출혈이 많아 걱정스러운 표정으로 환자는 나를 바라보았다.

　"괜찮아요, 금방 멈출 거예요."

　이 말보다 더 큰 위로는, 내가 그의 불안을 읽고,

　"많이 놀라셨죠? 오늘은 잇몸이 조금 예민해서 그럴 수 있어요."

라고 눈을 마주치며 천천히 말했을 때였다. 환자는 안도한 듯 미소를 지었다. 진정성 있는 상담자는 말의 정확성보다 '상대의 감정에 머무는 시간'을 더 중시한다. 코칭형 교육은 그래서 기술보다 태도이며, '존중의 언어'를 선택하는 일이다.

환자의 부족만을 지적하지 않고 함께 작은 목표를 설정했다.

"앞으로 2주 동안 잠자기 전에만 꼼꼼히 관리해 보시겠어요?"

나는 구체적이고 환자에게 부담 없는 실천을 제시했다. 2주 후 다시 만난 환자는 눈에 띄게 잇몸 출혈이 줄었다고 말했다.

"잠자기 전에만 꼼꼼히 관리했는데도 효과가 있네요!"

그 순간 칫솔질 교육이 자기효능감을 깨우는 코칭의 힘이라는 것을 확인했다. 그 환자는 스스로 변화를 체험하면서 구강관리의 자신감이 상승했다.

사례 2) 잇몸이 자주 붓는다며 불평하는 30대 여성 환자가 있었다. 예전의 나는 칫솔질이 잘 안되어서 그렇다고 핀잔을 줬을 것이다. 그러나 나는 환자의 일상과 습관을 이해하려고 했다. 그리고 이렇게 질문했다.

"하루 중 양치할 때 가장 바쁘고 놓치기 쉬운 때가 언제세요?"

환자는 잠시 생각하더니 "출근 전이요. 아이 챙기느라 정신이 없어요."라고 답했다.

그제야 나는 현실적인 관리 계획을 함께 설계할 수 있었다.

"그럼 이번 주에는 아이들이 잠든 뒤 5분 정도 시간을 투자해 아침보다 더 꼼꼼하게 칫솔질을 해 보는 건 어떨까요?"

"네, 그건 할 수 있을 거 같아요."

그리고 다시 만난 환자의 표정은 밝았다.

"확실히 아침보다는 시간이 나네요. 저도 이렇게 관리할 수 있네요."

단순한 지시와 평가로 환자를 바꾸려 하지 않고, 환자가 스스로 바뀔 수 있는 환경을 설계하는 코치가 된 것이다. 그 환경 안에서 환자는 '해야 하는 사람'이 아니라 '할 수 있는 사람'이 되었다.

우리는 종종 환자의 행동을 평가하거나 조언하려 하지만, 사실 환자는 이미 자신이 무엇을 해야 하는지 알고 있다. 환자에게 필요한 것은 새로운 정보가 아니라, 그 행동을 선택할 수 있게 하는 신뢰의 관계이다. 치과위생사는 환자의 변화 과정을 동행하는 코치이다. 우리가 하는 일은 환자의 마음속에 잠자고 있던 '자기효능감'을 깨우는 일이다. 환자를 믿고, 환자가 자신의 건강을 주체적으로 관리할 수 있음을 믿는 것. 그것이 진정한 치과위생사의 교육이다. 그리고 나 자신 또한 환자와의 관계 속에서 성장하고 있음을 믿어야 한다.

교육이 끝난 뒤, 환자가 "오늘은 기분이 좋네요."라고 말씀하실 때가 있는데 그 말 속에는 "내가 할 수 있을 거 같아요"라는 뜻이 담겨 있다. 그 확신을 이끌어내는 힘이 바로 코칭형 교육이다.

우리가 진료실에서 환자와 마주할 때마다 잊지 말아야 할 것은, 교육은 행동을 강요하는 기술이 아니라는 것이다. 진료실에서 우리가 놓는 '변화의 다리'는 환자의 마음을 읽고, 그 안에서 신뢰를 쌓고, 자기효능감을 깨우는 순간에 튼튼해진다. 이때, 치과 진료실은 치유의 공간이 된다. 환자는 단지 치아를 치료받는 존재가 아니라, 스스로의 건강을 관리하는 '주체적인 사람'이 된다.

그리고 환자의 눈빛 속에서 피어나는 작은 변화와 자신감은, 우리에게 '코칭형 교육'이 지닌 진짜 가치를 온몸으로 느끼게 해준다.

『박현숙』
마음을 살리고 신뢰를
세우다

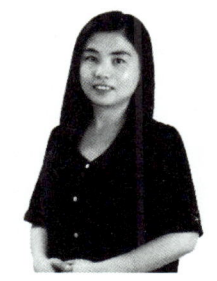

- 경력:
  현) 치과위생사 재취업 실무과정 강사
  현) 치과건강보험청구사 자격과정 강사
  현) 네이버블로그 '박실장의 정보마당' 운영 중
  전) 대한보건인재개발원 전임강사
  전) 대한치과직무교육원 전임강사
  전) 국민건강보험공단 일산병원 치과외래
  『나는 치과위생사로 멈추지 않기로 했다』 공동저자
  『치과보험청구 이론과실무 한권에 끝내기』 공동저자
- 최종학력: 수원여자대학교 치위생학과/삼육보건대학교 치위생학과 전공심화과정
  이수(학사)
- 교육경력: 치위생과 특강, 대한치과직무교육원 전임강사, 치과보험청구 심사과장,
  치과개원컨설팅, 치과건강보험청구 자격증과정 강의, 치과위생사 재취업
  실무과정 강의, 병원상담강의, 두번에(세팅/교육), 덴트웹(세팅/교육), 일대일
  건강보험청구코칭 등
- 관심 분야: 치과보험청구사(이론/실기), 병원상담교육, 치과감염관리,
  구강보건교육
- 자격 및 수료: 치과위생사 면허증, 치과건강보험청구사, 병원사무관리사(수석),
  병원코디네이터, 병원상담강사, 레크레이션강사, 디지털 덴티스트리 수료
- SNS 주소: 이메일 | phyunsuk@naver.com / 인스타그램 @dh_park
- 나를 한 문장으로 표현한다면?
  전문성을 따뜻하게 풀어내는 사람, 현장을 읽고, 사람을 이끄는 치과 실무 리더
- 이 글이 전하고자 하는 핵심 메시지는?
  상담은 '따르는' 게 아니라 '신뢰하고, 함께 가는' 것이다. 단순히 정보를 주는
  사람을 넘어 앞서서 방향을 제시하고, 다른 사람의 성장을 이끌어주는 사람이
  되고 싶다. 지식은 나눌수록 커지고, 리더는 함께 걸을 때 완성된다. 당신의
  첫걸음에 힘이 되어주고 싶다.

진료보다 오래 가는 상담의 힘

치과에서 환자가 떠올리는 기억은 의외로 '치료'보다 '상담'에서 시작되는 경우가 많다. 우리는 듣는다고 생각하지만, 진정한 이해와 공감으로 듣는 것은 매우 드물다.

어떤 문제가 핵심인지, 어느 방향을 원하는지, 어떤 경험을 가지고 있는지, 그런 특별한 요소들이 가장 강력한 변화의 힘이 될 것이다.

진정한 상담은 단순한 지식 전달이 아닌 환자의 불안을 없애는 과정이 된다. 병원 상담의 가치 또한 바로 여기에 있다. 환자의 눈빛과 목소리 속에 담긴 불안을 읽어내고, 그 마음을 풀어주는 과정 그 자체가 신뢰의 시작이 되기 때문이다. 그리고, 환자의 가까이에서 가장 많은 정보를 알고 전달하는 상담실장이야말로 가장 중요한 역할자이다.

사례 1) 진료실 밖에서 시작된 신뢰

예전에 한 보호자가 치료 계획을 들으러 온 적이 있다. 이미 진료실에서 충분히 설명을 했지만, 보호자의 표정은 여전히 불안했다. 나는 보호자를 상담실로 안내했다. 차트를 열기 전 보호자의 눈높이에 맞춰 다시 차근차근 설명을 시작했다.

"지금 가장 걱정되거나 궁금한 부분이 어떤 걸까요?"

보호자는 굳게 닫혀 있던 입을 열고 질문을 이어가기 시작했다. 치료 과정에 관한 궁금증은 상담북과 관련 사진을 통해 함께 확인하며 설명했고, 비용에 대한 의문은 메모지에 정리해가며 차분히 풀어냈다.

그리고, 결정을 못 내리는 보호자에게 마지막으로 말을 건넸다.

"고민이 많이 되신다면, 지금 바로 결정하지 않으셔도 괜찮습니다. 다만 더 나빠질 수 있는 상황에 놓여있어 꼭 우리 병원이 아니더라도 **빠른** 시일 내에 치료 시작하시길 권장 드려요."

그 순간, 보호자의 굳어 있던 표정이 풀렸다.

"이제야 알겠어요. 처음엔 갑작스럽기도 했고, 무슨 이야기인지 귀에 들어오지 않았어요. 차분하게 설명해 주시니 이해가 됐어요. 오늘부터 치료 시작할게요. 상담 들어보니 믿고 맡길 수 있을 것 같아요. 잘 부탁드립니다."라는 답을 들었다. 검진보다 길었던 상담 시간이, 결국 환자가 우리 병원을 믿게 만든 힘이 되었다.

사례 2) 말 한마디가 만든 재방문

어느 날 치과 문 앞에서 한참을 서성이다가 발걸음을 멈추고 돌아가려는 아주머니를 발견했다. '무슨 일이시지? 화장실이 급하셨던 걸까?' 나는 곧장 문을 열고 아주머니께 말을 건넸다.

"혹시 무슨 일이실까요?"

잠시 고민하던 아주머니는 옅은 미소를 띠며 "아니, 내가 치료할 건 아니고, 궁금한 게 있어서…" 마침 환자도 많지 않은 시간이어서 들어오시라고 말씀드렸다.

그리고, 커피 한잔하시며 편하게 물어보시라고 말을 걸었다. 잠시 물 한 잔 마신 아주머니는 소파에 앉아 숨을 고르며 조심히 말을 하기 시작했다.

"요즘 임플란트 비싸죠? 이 깨진 건 다 빼야 하나요?"라며 조심스럽게 물었다. 치료가 필요하다는 건 알지만, 여건상 선뜻 치과 문을 열기 어려웠던 것이다. 나는 궁금해하시는 부분을 간단히 비용과 함께 설명한 뒤 시간 괜찮으시면 원장님 설명도 들어보고 가시길 권유 드렸다. 그분은 잠시 눈을 감더니 한숨을 내쉬며 고개를 끄덕였다. 그렇게 아주머니는 이내 접수를 하셨고, 우리 병원 환자가 되었다.

그 환자는 그날 치료를 시작하지는 않았다. 간단한 검진을 마친 후 고맙다며 수줍게 웃어 보이시고는 이내 병원을 나섰다.

며칠 후, "선생님 말이 계속 마음에 남아서 다시 왔어요. 치료해 보려고요."라며 스스로 병원을 찾았다.

오랫동안 일본에 살다가 얼마 전 한국에 들어오셨다는 환자분. 함께 살던 남편마저 돌아가시면서 경제적 여유도, 한국에 물어볼 사람조차 없었던 것이다. 난 직원과 환자가 아닌 내 가족을 걱정하는 마음으로 같이 고민하고 방법을 찾았다. 우연히 들른 병원에서 치료만 권유하는 게 아닌 진심을 다해주는 모습에 치료를 결정할 수 있었다고 한다.

결국 그날 내가 환자에게 한 상담은 단순히 치료에 대한 설명이 아닌, 또 다른 메시지로 전달되었다.

그리고 몇 달 후, 치료는 안전하게 마무리되었다. 지금은 6개월마다 밝은 얼굴로 정기검진을 오신다. 물론 치아를 치료해서만은 아니겠지만 처음 병원 앞에 서성이셨을 때보다 표정도 밝아지시고, 삶에 대한 즐거움을 찾으신 것 같아 보람을 느낀다.

10분의 진료가 환자의 치아를 고친다면, 5분의 상담은 환자의 마음을 치유한다.

베셀 반데어 콜크(Bessel van der Kolk) 박사의 저서『몸은 기억한다』에 보면 "환자는 치료의 결과보다 과정에서 느낀 존중을 오래 기억한다"고 말한다. 결국, 상담이 치료보다 오래 기억에 남는 것처럼 환자에게 진정한 치유는 기술이 아니라 존중받는 경험에서 비롯된다.

전문용어는 최대한 줄이고, 설명을 마친 후에는 반드시 "제가 드린 설명이 맞게 전달되었을까요?"라는 확인 질문을 덧붙여보는 건 어떨까? 이 짧은 질문 하나가 환자 마음속 신뢰의 자리를 단단히 지켜줄 것이다.

치료 중단 위기의 순간

　치과 진료 현장에서 환자가 치료 도중 발길을 끊는 경우가 종종 있다. 대부분의 원인은 치료에 대한 두려움, 비용 부담, 혹은 단순한 잊음 때문이다. 의료진 입장에서는 작은 공백처럼 보여도, 환자에게는 그 순간이 '포기'로 이어질 수 있다.

　진정한 도움은 상대방이 안전하다고 느끼는 순간에만 가능하다고 했다. 환자가 다시 발걸음을 돌리지 않는 이유도 '안전하지 않다'는 감정에서 비롯되는 경우가 많다. 따라서 상담자는 환자의 불안을 단순한 변명으로 치부하지 않고, '돌봄'의 관점에서 접근해야 한다.

　리더십 전문가 존 C. 맥스웰(John C. Maxwell)은 이렇게 말했다. "사람은 관리되는 것이 아니라 돌봄을 통해 성장한다." 환자도 마찬가지이다. 단순히 '예약을 지켜야 하는 사람'으로 관리하면 멀어지지만, '치료를 끝까지 완수할 수 있도록 옆에서 돕는 존재'로 다가가면 신뢰는 회복된다.

사례 1) 전화 한 통의 힘

　한 환자는 신경치료가 끝나고 크라운 imp 예약을 두 번이나 취소한 후 몇 주가 지나도 오지 않았다. 진료실은 이미 바쁘고 일정은 빡빡했지만, 잊지 않고 전화를 걸었다.

　"선생님, 불편하신 건 없으세요? 아직 치료가 마무리되지 않아서 혹시 불편하실까 걱정돼서 연락 드렸어요."

잠시 침묵이 흐르더니 환자가 조심스럽게 말했다.

"사실 비용이 부담돼서 미루고 있었어요."

그 대화 덕분에 분납 방법을 안내할 수 있었고, 환자는 다시 내원해 치료를 완수했다. 그 전화 한 통화는 단순히 치료 하나를 마친 것이 아니라, 환자가 병원을 신뢰하는 계기를 만들어 주었다. 그 환자는 해당 치아를 마무리한 후 남아있던 치료들도 모두 끝낼 수 있었다.

어떤 어르신은 자꾸 까먹으니, 아침에 전화를 달라고 요청하시기도 한다. 또 다른 젊은 분은 약속 시간에 오지 않으면 꼭 전화해달라고 요청하시기도 한다.

가끔은 이런 전화까지 해야 하나 고민될 수도 있다. 그러나 그 한 통의 전화가 환자의 마음을 살리고, 신뢰의 끈을 단단히 엮는 일이 될 수 있다.

사례 2) 잊음 뒤에 숨은 두려움

다른 환자는 스케일링 후 잇몸 치료 예약을 잡았음에도 오지 않았다. 리콜 문자를 발송했으나 회신이 없었다. 며칠 뒤, 조심스럽게 다시 전화를 걸었다

"○○○님, 며칠 전 예약일에 내원하지 않으셔서 연락 드렸어요. 혹시 지난번 치료 후 불편하신 점이 있으셨나요?"

환자는 한참을 머뭇거리다 고백했다.

"주사 맞는 게 너무 무서워서요. 다시 가야 하는 건 알지만, 용기가 안 나네요."

그때 나는 치료 과정을 간단히 설명하며, 주사 마취 전 도포 마취와

가글 마취 등으로 사전에 통증을 예방할 수 있음을 안내하였다. 또한 무통마취기로 통증을 최소화하여 치료를 진행할 수 있다는 점도 함께 알렸다. 결국 환자는 용기를 내 다시 내원했고, 치료 후 "생각보다 안 아팠어요. 괜히 겁먹었네요."라며 웃음을 지었다.

마취는 아예 안 아프게 해줄 수는 없다. 다만, 우리가 할 수 있는 건 환자가 불안감을 덜 느낄 수 있게 설명하고, 배려해주고, 공감해주는 것이다.

물론 마취를 직접 진행하는 원장님과 선생님들이 함께 손발을 맞춰야 한다. 마취가 두려운 환자임을 전달하고, 마취 전 충분한 설명을 해드리며, 원장님 또한 최대한 천천히 마취를 진행해줌으로써 설명과 행동이 하나가 되어야 한다.

리콜/해피콜 어투는 '약속을 지키지 않았다'는 지적이 아니라, 치료 과정이 아직 마무리되지 않아 걱정된다는 배려의 톤으로 이야기한다.

전화 상담 시 첫 질문은 "왜 안 오셨냐"가 아니라, "혹시 불편하신 건 없으세요?"로 시작해야 환자가 마음을 열고 이유를 이야기한다.

환자가 털어놓는 불안·비용·두려움의 이야기를 '변명'이 아닌 '진짜 이유'로 받아들이면, 상담은 단순한 연락이 아니라 돌봄의 순간으로 변한다.

치과 공포 환자 다루기

치과 공포는 생각보다 흔한 문제다. 진료 의자에 앉기도 전부터 손에 땀이 맺히고, 기계음만 들어도 눈물이 고이는 환자들이 있다. 이런 두려움은 단순한 '겁'이 아니라, 환자의 과거 경험, 통증에 대한 예민함, 혹은 치과에 대한 막연한 이미지에서 비롯되곤 한다.

미국 정신의학회(APA)는 공포 환자를 다룰 때 치료 기술보다 의사소통 기술이 먼저 필요하다고 강조한다. 환자가 신뢰감을 느낄 때에만 치료의 문이 열리기 때문이다.

심리학자 칼 로저스(Carl Rogers)가 "공감은 사람을 변화시키는 가장 강력한 도구"라고 말했듯 결국 환자의 두려움을 줄이는 핵심은 공감이다.

사례 1) 어린 환자의 두려움

한번은 초등학생 아이가 치료 전부터 울먹이며 고개를 절레절레 흔들었다. 억지로 눕히려 했다면 치료는 시작조차 못 했을 것이다. 그래서 우리는 도구를 손에 들지 않고 작은 치과용 거울을 건네며 천천히 말을 걸었다.

"이거 거울인데, 네가 선생님 치아도 한번 봐줄래?"

"이거는 주사기가 아니야, 파랑색 물감(에칭), 하얀색 물감(레진)이야." 그리고 손톱에 짜서 눈으로 보여준다. 아이의 호기심이 두려움을 이겼다. 거울로 제 치아를 살펴보며 웃는 아이, 자기 손톱에도 발라달라는 아이. 그렇게 호기심이 생기는 순간, 긴장이 풀렸고 결국 치료가 가능해졌다.

아무리 간단한 치료도 아이에겐 긴 시간이다. 아이의 시선에서 설명하고, 치료를 진행해야 한다. 그렇게 한두 번 치과에 내원한 아이들은 이내 엄마에게 이렇게 말했다. "엄마, 나 저기 말고, 여기 치과 갈래." 그렇게 아이의 만족과 신뢰는 소개로 이어졌다. 지금은 유치원 친구들에게 우리 치과를 알리며 최고의 홍보대사가 되었다.

사례 2) 성인 환자의 불안

성인 환자라고 다르지 않다. 오히려 어떨 때는 소아환자보다 더 힘들기도 하다.

어느 날, 병원으로 전화 한 통이 걸려왔다. "거기 치료 잘해요? 무통마취 있어요? 원장님 몇 명이에요? 예약하면 바로 돼요?" 첫 통화에 연신 질문만 하는 환자분. 어떤 분이실까? 혹시 우리가 두려워하는 진상 환자인 건가?

드디어 그날이 다가왔다. 예약한 환자는 시간에 맞춰 도착했고, 문이 열리면서부터 걱정 섞인 목소리로 이야기했다. "저 치과 진짜 무서워하는데요." 그랬다. 건장한 30대 남성환자는 진상이어서 말이 많았던 게 아니라 두려움에 질문이 많았던 것이다. 원장님 검진 후 간단한 스케일링만 진행하고 나오기로 했다. 환자는 기계소리에 얼굴이 굳어버렸고, 담당선생님은 손을 멈추고 조용히 말했다.

"오늘은 아프지 않게, 천천히 진행하겠습니다. 불편하면 손 들어주세요."

짧은 한 문장이었지만, 환자의 어깨가 눈에 띄게 내려갔다. 끝나고 나서는 "선생님 말씀 덕분에 참을 수 있었어요."라고 웃으며 나오셨다. 그리고, 굳게 마음먹고 2주 후로 치료 예약을 하고 귀가하셨다. 병원문을 나서는 환자의 뒷모습은 티셔츠가 땀에 흠뻑 젖어 얼마나 두려웠는지를 알 수 있었다.

치료의 기술은 기계와 손끝에서 나오지만, 환자의 용기는 우리의 언어에서 시작된다.

- 치료 전 대화 5분 확보: 환자가 스스로 두려움을 말할 수 있는 시간을 줘야 한다.
- 두려움 인정하기: "괜찮습니다"보다는 "많이 긴장되시죠?"라는 말이 환자 마음을 열어준다.
- 작은 참여 기회 주기: 어린이는 도구 만져보기, 성인은 단계별 설명으로 불안을 완화시킬 수 있다.

환자 행동 변화를 이끈 사례

작은 말 한마디가 환자의 행동을 크게 바꾼 경험은 치과 현장에서 자주 만난다.

한 직장인 환자는 2~3주에 한 번씩 잇몸에 피가 나고 불편하다고 내원한다. 일반 환자분들 같으면 "칫솔질을 더 꼼꼼히 하셔야 합니다."라고 말했겠지만 오늘은 그 환자의 직업을 떠올리며 이렇게 말했다.

"선생님, 요즘 세무신고 기간이라 많이 바쁘시죠? 매일 야근에 쉬지도 못하셔서 잇몸이 더 예민해지신 것 같아요. 바쁘시겠지만 영수증 꼼꼼히 살펴보시듯, 잘 드시고 잘 닦아주셔야 잇몸이 훨씬 좋아지실 거예요."

그 말에 환자는 웃으며 고개를 끄덕였다. 다음 내원 때는 출혈이 눈에 띄게 줄어 있었고 환자는 "영수증 비유가 머릿속에 계속 맴돌아 야식 먹고도 잊지 않고 칫솔질을 했어요."라고 말했다.

작은 비유와 공감의 언어가 행동 변화를 일으킨다는 사실을 다시 한 번 배운 순간이었다.

작가 마야 안젤루는 이렇게 말했다. "사람들은 당신이 한 말을 잊고, 당신이 한 행동도 잊지만, 당신이 어떤 기분을 느끼게 했는지는 절대 잊지 않는다."

환자가 느낀 '나를 이해해주는 기분'이 결국 행동을 바꾸는 원동력이 된 것이다.

환자의 직업·생활 습관과 연결된 맞춤형 비유를 활용하자.
행동 지도는 "지적"이 아니라 "함께 할 수 있는 방법을 제안할 때"
지속성이 높다.

환자 상담은 단순히 치료 계획을 설명하는 자리가 아니다. 그 순간은 환자의 불안과 두려움을 덜어주고, 더 나은 습관으로 이끌며, 때로는 삶의 작은 변화를 만들어내는 출발점이 된다.

치과의사, 치과위생사, 실장, 그리고 스탭 모두가 같은 마음으로 환자를 대할 때, 환자는 더 이상 '환자'로만 남지 않고 우리의 '동반자'가 된다.

매 순간 환자의 마음을 살피고, 말과 행동으로 신뢰를 쌓자. 그것이 바로 진정한 상담이며, 그 과정 속에서 환자가 우리의 관심과 배려를 느낄 때, 비로소 치료는 단순한 의료 행위를 넘어 마음을 움직이는 경험이 될 것이다.

오늘도 나는 상담자로서, 환자의 마음과 신뢰를 함께 지켜내는 하루를 선택한다.

'어떻게 해야 할까? 무엇을 해야 할까?' 고민한다면 이 책을 읽으며 함께 성장해 보길 바란다. 인생의 정답은 없다. 그 답은 내 안에서 천천히 자라나고 있기 때문이다. 당신의 앞날을 응원한다.

『진혜령』
마음을 설계하는 치과위생사

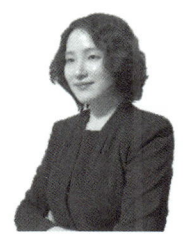

- 경력:
  현) 아이디치과 상담실장
  전) 서울케이유(ku)교정치과 상담실장
  전) 태평가이드치과 총괄실장
  『나는 치과위생사로 멈추지 않기로 했다』 공동저자
- 최종학력: 신구대학교 전공심화과정 이수 – 치위생학과(학사)
- 교육경력: 임상에서 직원교육
- 관심분야: 환자상담, 덴트웹, 보험청구, 노션
- 자격 및 수료: 교정상담 파워업, 리더쉽 강의 등 다수 전문 세미나 수료
- SNS 주소: 이메일 | writer_jin0@naver.com / 인스타그램 | @writer_jin0
- 나를 한 문장으로 표현한다면?
  나는 상담을 두려워하는 사람에게 상담의 보람과 재미를 알려주고 싶은
  치과위생사입니다.
- 이 글이 전하고자 하는 핵심 메시지는?
  안녕하세요, 치과위생사 진혜령입니다. 저는 소규모 동네 치과부터 중대형
  치과, 일반치과부터 교정치과, 진료스텝부터 개원치과 실장, 교정전문 상담실장,
  대형치과 상담실장까지 다양한 치과를 경험했어요. 그런데 어디를 가든 항상
  듣는 얘기가 있더라고요. "상담이 싫어요", "상담이 무서워요", "저는 진료실
  일만 하고 싶어요." 이런 말을 들었을 때 정말 아쉽더라구요. 저도 처음엔 떨리고
  어려웠는데, 어느 날 환자분이 "선생님 덕분에 용기 내서 치료했어요. 정말
  고마워요"라는 말에 '아, 이게 상담의 매력이구나!' 느꼈습니다. 특히 교정 상담은
  정말 재미있어요. 같은 치료라도 10대 학생한테 하는 얘기와 30대 직장인한테
  하는 얘기가 완전히 달라야 하거든요. 각자의 라이프스타일과 고민이 다르니까요.
  혹시 "이 환자 상담 좀 해줘"라는 말이 부담스러우셨나요? 이 글을 읽은 이후엔
  "네, 제가 할게요!"라고 자신 있게 말할 수 있기를 바라며. 당신의 시작에 끝없는
  응원과 지지를 보냅니다.

AI 챗봇에서 감정 디자이너로

"이 분 상담해주세요."

신입 시절, 진료실에서 이런 말이 들릴 때마다 목구멍이 바짝 말랐다. 분명 치료계획을 불러주는 대로 적고, 메모한 것을 원장님께 확인도 받았는데, 막상 이 종이 하나만 가지고 상담을 해야 한다고 생각하니 절로 손발이 차가워졌다. 괜스레 종이만 만지작거리다가 비용만 덩그러니 적은 채, 아무 생각 없이 환자의 곁으로 향했다.

그게 내 최초의 상담에 대한 기억이다. 그때를 돌이켜보면, 나는 마치 기계처럼 말했다. 원장님이 치료계획을 세우면 옆에서 메모지만 들고 있다가, 환자의 곁에 가서 이 치료에 대한 비용만을 무작정 내뱉었다.

"원장님 설명 들으셨죠? 여기 치아는 씌워야 해요. 치아에 보철을 씌우는 걸 크라운이라고 하는데, 크라운은 종류마다 비용이 달라요. 금으로 원하시면 60만 원, 치아색은 두 종류가 있는데, 안쪽은 금속이고 겉은 도재(세라믹)인 PFM은 45만 원, 완전히 치아색 나는 지르코니아 크라운은 50만 원입니다."

"잇몸이 부어 있어서 잇몸치료가 필요해요. 오늘은 스케일링만 진행하고 일주일 뒤에 오셔서 잇몸치료를 할 거예요. 잇몸치료는 마취하고 진행해서, 당일 한꺼번에 진행하지 않아요. 2~3번에 나눠서 진행하는데, 오실 때마다 보험이 적용되어 1~2만 원대 비용이 발생할 거예요."

오늘 필요한 치료와 그에 따른 비용만 일방적으로 통보했다. 마치 명령어가 입력되면 정해진 답변만 주는 챗봇이 된 것처럼 말이다. 시간이 흘러서는 엑스레이나 입안 사진, 혹은 거울을 들고 위치를 체크하거나, 보철물이나 치료에 대해 부연설명을 한 마디 정도 더 한 것 외에는 크게 달라지지 않았다.

그런 나에게 변화의 계기를 준 건 한 환자의 예상치 못한 감사 인사였다. 내 서툰 설명을 믿고 치료를 진행한 뒤, 치료가 끝나자마자 그분이 환하게 웃으며 말씀하셨다.

"아픈 게 무서워서 치료받는 걸 망설였는데, 선생님 말 듣고 치료받길 잘 한 것 같아요. 정말 감사합니다."

그 순간 가슴 한 편이 뜨거워졌다.

'아, 이게 상담의 매력이구나.'

그때부터 상담에 대해 더 알고 싶어졌다. 환자에게 어떻게 하면 내 진심이 전달될까 고민하며, 어려운 의학용어 대신 이해하기 쉬운 편한 단어를 사용했고, 실물이나 실제 치료받은 환자들의 전후 사진을 보여드리며 이해 기반 상담을 시작했다.

하지만 얼마 지나지 않아 또 다른 벽에 부딪혔다. 너무 자세한 설명이 오히려 환자의 부담감을 증폭시킨 것이다. 어떤 환자는 상세한 설명이 너무 친절하고 이해도 잘 된다며 칭찬했지만, 반대로 열정적으로 질의응답을 나눴음에도 불구하고 설명만 듣고 그대로 가버렸다. 반응이 천차만별이었다.

그때 문득 깨달았다. 사람마다 치료에 대한 고민과 우려가 다른데, 모든 환자에게 같은 식의 접근과 설명을 한다면 챗봇과 별 다를 게 없지 않을까? 이런 생각이 들면서 나는 상담을 '감정 디자인'으로 접근하기 시작했다. 환자 각자의 감정과 상황을 고려해서 상담을 디자인했을 때, 상담은 더 이상 단순한 정보 전달이 아니라 마음을 연결하는 과정이 되었다.

이후 환자분의 유형을 세심하게 분류하여 맞춤형 상담을 설계했다.

궁금한 점만 해결되길 원하는 분에게는 핵심 부분만 간결하게 설명했다. 통증에 대한 두려움으로 치료를 망설이는 분에게는 마음을 공감하며 예상되는 통증의 정도와 완화 방법을 구체적으로 알려드렸다. 시간과 거리 제약이 있는 분들에게는 현실적인 치료 계획을 제시했고, 신중하게 고민하는 분들에게는 풍부한 경험을 토대로 치료 후 변화를 자세히 설명해드렸다. 비용을 걱정하는 분들에게는 경제적 부담을 줄일 수 있는 방법을 함께 찾아드렸다.

그 결과, 상담이 끝난 뒤 환자의 반응이 확연히 달라졌다.

"가장 친절하게 설명해 주셔서", "제 고민에 잘 공감해 주어서", "궁금한 부분을 명쾌하게 답해 주셔서" 등의 이유로 나를 믿고 다시 찾아와 주시는 분들이 늘어났다. 환자의 감정을 읽고 그 마음에 맞는 상담을 디자인하면서, 나는 단순한 상담가에서 환자의 마음을 세심하게 헤아리는 감정 디자이너로 성장할 수 있었다.

첫 번째 감정 디자인
: 할머니와 손주 이야기

그 변화의 전환점 중 유독 기억에 남는 사례가 있다. 바로 할머니와 손주의 이야기다.

대학병원에서 수술을 권유받고 걱정스러운 마음으로 우리 치과를 찾아오신 할머니와 9살 남자아이. 할머니의 표정은 처음부터 어두웠다. 상담실에 앉아계신 할머니의 목소리에는 걱정과 불안이 가득했다. 손주가 수술을 해야 한다는 사실을 쉽게 받아들이지 못하시는 듯했다.

"혹시나 해서 교정전문치과까지 알아보고 왔어요. 정말 수술 말고는 방법이 없을까요?"

할머니의 간절한 목소리가 아직도 귀에 선하다. 간단한 검사 후 원장님께서 "교정으로 어느 정도 해결이 가능할 것 같다."며 정밀검사를 권유하셨을 때, 할머니의 얼굴에 처음으로 희망의 빛이 스며들었다. 할머니께서 안도하시는 모습을 보며, 수술 대신 교정치료로 개선 가능한 부분들을 자세히 설명해드렸다. 하루라도 빨리 할머니의 불안한 마음을 조금이라도 덜어드리고 싶어서 당일 바로 정밀검사를 진행했다.

일주일 후, 할머니와 손주만 내원했다. 결정권자인 아이 엄마는 직장 때문에 바빠서 함께 오기 어렵다고 하셨다. 원장님의 설명 후 내가 부연

설명을 했다. 치료계획은 매복치의 맹출 유도를 위해, 꼈다 뺐다 하는 장치인 인비절라인 퍼스트(아동용 투명교정)를 사용하여 악궁을 확장하는 것이다.

"정말 수술을 하지 않고도 치료가 가능한 건가요?"

할머니께서는 몇 번이고 확인하셨다. 수술을 하지 않아도 된다고 하니 정말 기뻐하셨다.

"아직 어려서 걱정했는데 다행이네요. 정말 다행이에요."

잠깐의 안도감도 잠시, 할머니의 표정에는 여전히 걱정의 그림자가 남아있었다. 자연스럽게 질문 시간이 길어졌다. 교정은 1년 이상 가는 치료이기 때문에 최대한 할머니의 걱정을 덜어드리려고 하나하나 찬찬히 설명해드렸다.

"그런데 손주가 간식을 너무 좋아해서요. 장치를 끼고 간식을 먹어도 되나요?"

"아니요. 찬 물, 미지근한 물 이외에는 항상 장치를 빼고 음식을 먹어야 합니다."

"아… 아이가 정말 간식을 자주 먹어서 그러는데, 긴 기간 동안 교정 장치 착용을 잘 할 수 있을까요?"

"간식은 얼마든지 장치를 빼고 먹으면 됩니다! 이 장치가 음식이나 간식을 먹을 때 뺐다 꼈다 하는 게 번거롭지만, 반대로 생각하면 식사할 때 장치를 빼고 편안하게 먹으면 되고, 양치의 경우에도 크게 신경 쓸 필요 없이 평소처럼 닦으면 충분하거든요. 그래서 오히려 간식을 자주 먹는다고 하니 더 잘 맞는 장치일 수 있습니다. 다른 장치의 경우 오히려 식사하기 불편하거나 양치관리를 걱정하는데, 이 장치는 꼈다 뺐다 하는 거라 양치할 때 장치를 빼고 하면 되니 더 깨끗하게 관리할 수 있거든요."

"많이 아프지는 않나요? 아이가 겁이 많거든요."

"인비절라인 장치 자체가 치아와 잇몸라인에 맞춰 정밀하게 제작되기 때문에 장치를 착용한 상태는 아프지 않아요. 다만 치아에 붙여 놓은 장치로 인해 꼈다 뺐다 할 때 조금 불편할 수 있습니다."

상담이 끝난 뒤 할머니는 미안한 표정으로 말씀하셨다.

"결정권자는 아이 엄마라 제가 결정 못 해요. 집에 가서 상의 후 연락 드릴게요."

나는 혹시나 엄마분이 따로 내원 가능하면 치료계획을 다시 설명드릴 수 있고, 연락 주시면 전화로라도 설명하겠다고 추가로 어필했다. 하지만 일주일이 지나고, 이주가 지나도 연락이 없었다.

내 마음은 점점 복잡해졌다. 우리 치과는 투명교정을 시작한 지 얼마 안 되었지만, 세미나를 통해 알아본 바로는 이 환자의 케이스에는 투명교정이 최적의 치료였다. 혼합치열기(6~12세)는 유치와 영구치가 함께 있는 시기로, 이때 악궁확장을 통해 공간을 만들어주면 자연스러운 치아배열이 가능하다. 지금이 이 아이의 골든타임이었다. 이 시기를 놓치면 추후 성인이 되어서는 외과적 수술이 불가피해지는 상황이었다.

수술을 걱정하며 우리 치과를 찾아오셨는데, 결국 시기를 놓쳐서 수술을 받게 된다면… 수술을 걱정하며 교정이 가능하다고 했을 때 기뻐하던 할머니의 얼굴이 계속 떠올랐다. 그 아이의 미래를 생각하니 가만히 있을 수가 없었다. 결국 나는 환자에게 전화를 걸었다.

"안녕하세요. ○○치과입니다. 그동안 치료 시작에 대해 고민이 많으셨을 것 같은데, 혹시 걱정되는 부분이 있으셨나요?"

"아, 제가 결정권자가 아니라서요. 그리고 아이가 간식을 좋아해서 잘해낼지 걱정되고, 아이 엄마가 바빠서 연락이 어려워요."

같은 말의 반복이었다. 하지만 나는 포기할 수 없었다. 전문가로서 이 시기를 놓치면 안 된다는 확신이 있었기 때문이다.

"혹시 어머니 연락처를 알 수 있을까요? 제가 직접 설명하겠습니다."

첫 번째 통화는 연결되지 않았다. 문자를 남겼고, 다행히 어머니께서 연락을 주셨다. 나는 전화 통화만으로 모든 것을 설명해야 했다. 환자의 상태, 치료계획과 방식, 비용, 그리고 가장 중요한 아이의 미래에 관한 진심을.

"어머니, 지금 치료시기를 놓치면 정말 안 돼요. 지금이 가장 치료하기 최적의 시기거든요. 나중에 성인이 되면 결국 대학병원에서 말한 수술을 해야 할 수 있어요."

목소리에 간절함을 담아 설명했다. 전화 너머로 들리는 어머니의 한숨 소리에서 고민의 깊이를 느낄 수 있었다. 직접 만나서 설명할 수 없는 한계 속에서도 최대한 이해하기 쉽게 설명하려 노력했다.

"그렇다면 빨리 시작하는 게 좋겠네요. 언제부터 가능한가요?"

그 진심이 전해졌는지, 아이의 보호자는 치료에 동의했다. 며칠 후 할머니와 아이가 다시 방문했고 치료를 시작했다. 현재 1차 교정치료는 성공적으로 마무리된 상태이다. 매복되어 걱정이던 치아는 무사히 맹출되었고, 약간 틀어진 위치는 부분교정을 통해 자연스럽게 정렬할 수 있었다. 지금은 남은 영구치의 맹출을 기다리며 정기적인 관찰을 통해 향후 2차 교정치료를 계획하고 있다.

이 경험을 통해 상담의 진정한 의미를 깨달았다. 상담은 단순한 치료계획 설명이 아니라, 환자와 보호자의 마음을 읽고 그들의 감정에 맞는 언어로 소통하는 과정이다. 할머니의 걱정과 두려움에 공감하며, 어머니에게는 치료 시기의 중요성을 압박이 아닌 이해의 관점에서 전달하는 것. 그리고 환자에게 진정 필요한 치료라면 전문가로서 한 발 더 나아가는 용기까지.

이 모든 과정에서 나는 정보를 전달하는 사람이 아닌 '감정을 디자인하는 사람'이었다. 환자의 두려움을 희망으로, 보호자의 불안을 신뢰로 바꿔내는 섬세한 감정 디자인. 그것이야말로 진정한 상담의 본질이었다.

두 번째 감정 디자인
: 40대의 용기

첫 번째 깨달음이 '타이밍과 용기'에 관한 것이었다면, 두 번째 깨달음은 '진짜 마음 읽기'에 관한 것이다.

40대 직장인 여성이 걱정과 긴장된 표정으로 상담실에 앉았다. 첫인상부터 불안감이 역력했다. 입술을 계속 깨물고, 손을 무릎 위에 꼭 쥐고 있는 모습에서 내적 갈등이 느껴졌다.

"안녕하세요. 교정 상담 받으러 오셨다고 들었는데, 어떤 부분이 가장 신경 쓰이시나요?"

"사실 20대에도 교정 상담을 받은 적 있고, 몇 년마다 교정관련해서 여러 치과를 다녔어요. 그런데 아직도 결정을 못 내리겠더라고요."

목소리에서 피로감이 묻어났다.

"다른 치과에서는 어떤 상담을 받으셨어요?"

"어떤 교정 장치로 치료하는지와 대략적인 비용은 들어봤어요."

나는 먼저 환자의 상황을 제대로 파악하기 위해 충분한 시간을 투자하기로 했다. 간단상담이었지만 서두르지 않았다.

"환자분이 가장 중요하게 원하는 부분이 있나요?"

"돌출된 게 너무 신경 쓰여요. 확실하게 들어갔으면 좋겠어요."

확신에 찬 대답이었다. 이 환자분이 원하는 방향성은 명확했다. 그런데 아직 시작하지 않은 이유가 궁금해서 물어보았다.

"교정을 하고 싶은 이유가 있으신데, 그동안 상담만 받고 교정은 시작하지 않은 이유가 뭔가요?"

환자는 잠시 망설이더니 깊은 한숨을 쉬었다.

"발치가 무서워요. 기간도 오래 걸리고, 대화를 나눌 때 발치한 자리가 텅 비어서 바보처럼 보일까 봐 걱정도 되구요. 식사도 불편할 것 같아요."

점점 더 많은 걱정과 망설임에 대한 이유들이 쏟아져 나왔다.

"그리고 주변에서 지금 나이에 굳이 왜 무리해서 교정하느냐면서, 지금도 겉보기에 괜찮다고 하거든요. 가족들도 굳이 돈 들여가면서 해야 하냐고 해요."

환자의 진짜 고민이 보였다. 돌출 개선에 대한 강한 욕구와 발치에 대한 두려움, 그리고 주변의 반대 사이에서 혼란스러워하고 있었다.

"혹시 전후 변화가 확실하지 않으면 교정할 생각 없으시죠?"

"맞아요, 확신이 서지 않아서 계속 미루고 있어요."

나는 엑스레이와 안모사진을 보여드리며 차근차근 설명했다.

"환자분께서 원하시는 확실한 돌출 개선을 위해서는 발치교정을 생각하셔야 해요. 보통 발치를 하게 되면 이 치아의 공간만큼 튀어나온 부분이 들어가서 외모적으로 변화 차이가 보입니다."

"발치할 때 많이 아프지 않을까요?"

통증에 대한 두려움. 이 부분을 안심시켜드리기 위해 구체적으로 설명했다.

"마취할 때만 따끔하지, 막상 뺄 때는 생각보다 아프지 않아요. 사랑니를 빼 본 적이 있나요?"

"네, 있어요."

"그때랑 비슷한데, 오히려 더 안 아파요. 초기 한 달은 발치보다는 교정으로 치아가 움직일 때 통증이 있을 수 있지만, 잠도 못 잘 정도는 아니에요. 너무 신경 쓰이면 약 처방 외에 추가적으로 타이레놀 등 진통제를 복용하면 좀 더 나아요."

그리고 발치 후 외모적인 부분에 대해서는 다른 환자의 실제 사진을 보여드렸다.

"이 사진을 봐주세요. 이분도 발치교정을 하셨는데, 정면으로 보면 생각보다 발치한 부분이 잘 안 보여요. 우리가 입을 크게 벌리는 경우가 별로 없고, 집중해서 보지 않는 이상 모르는 경우가 많습니다."

환자의 표정이 조금씩 밝아지는 게 보였다.

"발음은 괜찮을까요?"

"사랑니 빼 보셨을 때 거즈 물고도 말할 수 있으셨죠? 그때 정도예요. 초반에 약간 새는 느낌이 날 수 있지만, 서로 소통 가능한 정도라 크게 신경 쓰지 않으셔도 될 것 같아요."

상담을 진행하면서 느낀 것이 있었다. 환자의 진짜 마음을 읽어야 한다는 점이었다.

"제가 느끼기로는 주변 사람들이 말려도, 지금 환자분께서 교정을 너무 하고 싶어서 계속 알아보시는 것 같아요."

환자가 고개를 끄덕였다. 그래서 좀 더 솔직하게 진심을 담아 설명했다.

"솔직히 말씀드리면, 환자분의 경우 교정을 할 거라면 지금 하시고 아니면 앞으로는 안 하시는 쪽으로 생각하시는 게 좋아요. 청소년기 아이들과 달리 나이를 먹을수록 치아가 잘 움직이지 않고 그에 따른 통증을 더 크게 느끼거든요. 그래서 많이 삐뚤삐뚤한 치아를 가진 분들도 나이와 상황에 따라 부분교정으로 마무리하는 경우도 있습니다. 최근에도 같은 나이대 환자분이 '젊었을 때 교정을 할걸 그랬어요.'라며 한마디 하셨지만 지금이라도 바꾸고 싶다고 시작하셨어요."

환자의 눈빛이 달라졌다.

"충분히 고민해 보시고 교정하겠다고 마음먹으시면 그때 시작하시는 게 좋을 것 같아요."

환자는 깊이 고개를 끄덕이며 수긍했다. 일주일 후 연락이 왔다.

"선생님, 저 정밀검사 받고 싶어요."

정밀검사 후 진단설명 당일, 간단상담 때 충분한 대화를 나눴던 덕분에 환자는 당일 치료를 시작하기로 결정했다. 현재 그 환자는 발치교정을 순조롭게 진행 중이다.

"발치한 건 생각보다 괜찮았는데, 마취가 풀리고 조금 아파서 며칠 뒤척이며 잠을 못 잔 거 외에는 괜찮아요. 벌써 치아가 펴지는 게 보여서 신기해요. 빨리 들어가는 단계로 넘어갔으면 좋겠어요."

최근 정기 내원 때 하신 말씀이다.

이 경험을 통해 두 번째 깨달음을 얻었다. 환자가 가장 바라는 결과에 대한 방향성을 인식하고, 걱정하는 부분에 대해서는 구체적인 해결 방법을 제시하여 불안감을 덜어주며, 주변의 반대에도 불구하고 치료를 원하는 진짜 욕구를 알아내는 것. 즉, 환자의 진짜 마음을 읽어내고 걱정과 기대를 모두 고려해 상담과 치료 방향을 설계하는 것이 바로 감정 디자인이었다. 이번 사례는 나를 한층 더 자신감 있는 감정 디자이너로 성장시켰다. 단순히 치료 정보를 전달하는 것을 넘어, 환자의 복잡한 감정의 층위를 세심하게 읽어내고 그에 맞는 맞춤형 소통을 설계하는 것. 그것이야말로 진정한 감정 디자이너의 역할임을 깨달았다.

마음의 지도 그리기
: 나의 상담 노하우 3가지

이 두 사례를 통해 깨달은 나만의 상담 노하우를 세 가지로 정리했다.

첫 번째는 환자의 진짜 원하는 것을 찾는 것이다.

치료방법보다 환자분이 바라는 욕구를 알아내는 걸 우선시했다. 일반진료의 경우 환자가 어디까지 치료를 생각하고 있는지 파악해서 그 부분을 중점적으로 설명한다면, 교정의 경우 어느 부분을 개선하고 싶은 지를 파악하는 것이 중요하다.

"가장 치료하길 원하는 부분이 무엇인가요?" 라고 먼저 물어보자. 이 한 마디가 상담의 방향을 바꿔줄 것이다.

일반진료가 단기전 승부라면, 교정치료는 보통 1~2년이 걸리는 긴 여정이다. 환자가 진짜 원하는 것이 무엇인지 명확하지 않으면, 치료 과정에서 포기하거나 만족도가 떨어질 수밖에 없다. 그래서 나는 상담 초반에 충분한 시간을 투자해서 환자의 진짜 니즈를 파악한다.

두 번째는 불안을 구체적으로 해결하는 것이다.

환자들이 치료를 망설이는 이유는 대부분 막연한 불안감 때문이다. 이런 불안감을 하나하나 구체적으로 파악하고, 각각에 대한 명확한 해결책을 제시하는 것이 중요하다.

"괜찮을 거예요."라는 막연한 위로가 아니라, "이런 경우에는 이런 식으로 해결할 수 있어요."라는 구체적인 정보를 제공하는 것이다. 환자들은 정확한 정보를 원한다. 실제로 환자분을 상담하다 보면 분명 타 치과에서 상담을 받았는데, 정작 질문을 하면 "이 장치만 하면 된다고 들었어요."라고 장치에 대한 대략적인 비용만 알고 정작 궁금증은 해결하지 못한 분들이 많았다. 막연하거나 덩그러니 치료 장치만 보이는 것만으로는 환자들의 불안을 해소할 수 없다. 구체적인 근거와 해결방법을 제시해야 더 나은 신뢰를 얻을 수 있다.

세 번째는 타이밍을 놓치지 않는 것이다.

교정치료에는 골든타임이 있다. 소아의 경우 유치영구치 교환시기가 가장 효과적이고, 성인의 경우 나이가 들수록 치아 이동이 어려워진다. 특히 교정치료의 경우 "지금 아니면 언제?"라는 시점은 분명히 있다. 특히 거꾸로 물리는 반대교합이나 윗니가 너무 앞으로 돌출된 경우 조기 턱교정이 필요한데 소아는 성장기를 놓치면 난이도가 급격히 올라가며 성인이 된 후 양악수술이 필요할 수도 있다. 성인은 나이가 들수록 치아 이동이 어려워지며 절충 교정을 해야 할 수 있다.

교정뿐 아니라 일반 치료도 중요한 순간이 있다. 지금에는 가벼운 치료로 끝나지만, 이 시기를 놓치고 방치하다가 더 큰 치료가 들어갈 수 있음을 인지시켜야 한다.

우리는 전문 지식을 바탕으로 환자에게 확신을 주는 것이 중요하며, 상담자로서 때로는 환자보다 한 발 앞서 나가는 용기가 필요하다.

망설이는 환자에게 "지금이 최적의 시기입니다."라고 용기 있게 말하자.

상담은 단순히 정보를 전달하는 것이 아니다. 나이, 직업, 가족관계, 경제상황, 과거 치료 경험 등 모든 것이 다르기 때문에 상담 방식도 달라져야 한다. 환자마다 다른 상담, 그것이 우리의 전문성이다. 환자의 상황에 맞춰 공감과 이해를 바탕으로 가장 만족할 수 있는 최선의 치료를 함께 설계하는 것이 바로 우리의 역할이다.

직업적 자부심은 물론, 급여 향상과 전문성을 인정받을 수 있는 상담이라는 분야. 무엇보다 인공지능으로는 절대 대체할 수 없는 사람과 사람의 소통 기술이기에 더욱 가치 있다.

혹시 지금 상담이 어렵고 두렵다면, 그것은 당신이 부족해서가 아니다. 그것은 당신이 환자를 진심으로 생각하고 있다는 증거다. 당신이 오늘 만날 환자에게도 분명 특별한 순간이 기다리고 있을 것이다. 그 순간을 놓치지 말자. 당신의 따뜻한 말 한마디가, 당신의 전문적인 상담이 누군가의 인생을 바꿀 수도 있다.

상담이 무서워도 괜찮다. 중요한 것은 지금 이 순간부터 시작하는 것이다. 함께 걸어가는 동료 치과위생사로서, 나는 진심으로 당신의 용기를 응원한다.

『전이슬』

상담은 개인의 역량만으로
동의를 얻을 수 없다

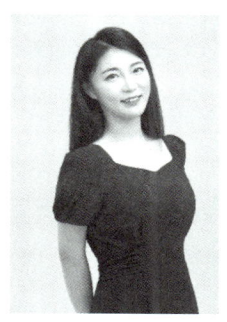

- 경력:
  현) 서울공감치과 경영과장
  현) 오스템임플란트 SW자문위원회
  전) 덴탈마스터 컨설팅 컨설턴트 (과장)
  전) 바이일비 컨설팅 컨설턴트
  전) SK건설 치과실 근무
  전) 넥스덴치과병원 근무
- 최종학력: 아주대학교 MBA 경영대학원 석사
- 교육경력: 오스템 임플란트 서울 동부 임플란트 상담 강의
  을지대학교 의료경영학과 직업강화 특강
  치과 경영 컨설팅 (전자차트 시스템, 치과건강보험 시스템, 상담시스템 외 다수)
- 관심 분야: 치과 경영, 직원 관리, 병원 시스템 교육
- 자격 및 수료: 치과경영컨설턴트 자격, 치과보험 청구사 자격. CS강사자격,
  노인심리전문자격, ICRU 커뮤니케이션 2급 전문가 자격, 비언어 행동심리 자격,
  퍼스널 브랜딩 자격, DISC 전문가 자격증, 치과위생사 면허증
- SNS 주소: 인스타그램 | 01_seul_consult / 블로그 | 치과경영컨설턴트 이슬이의
  일상
- 나를 한 문장으로 표현한다면?
  "경험을 시스템으로 바꾸는 사람."
  상담 현장에서의 시행착오와 깨달음을 단순한 개인 경험으로 두지 않고, 병원
  전체가 재현할 수 있는 구조로 전환시키는 사람
- 이 글이 전하고자 하는 핵심 메시지는?
  상담의 성패는 상담자의 말솜씨가 아니라, 병원의 구조와 시스템이 결정한다.
  개인의 역량보다 중요한 것은 누가 하더라도 일정한 신뢰와 결과를 낼 수 있는
  상담 시스템의 일관성이며, 그 안정성이 곧 병원의 성장 기반이 된다.

상담의 기본 시스템 이해하기
: 상담은 개인의 역량이 아니다

상담을 처음 맡았던 시절, 나는 상담이 '얼마나 말을 잘하느냐'에 달린 일이라고 생각했다. 환자에게 자신 있게 설명하고, 분위기를 편하게 이끌면 누구든 설득할 수 있을 거라 믿었다. 그래서 말투, 표정, 손짓 하나까지 연습했다.

"오늘 진단 결과 환자분 구강내 상태에 가장 적합한 재료는 골드 크라운이에요, 현재 교합력도 강하시고 치아 길이가 다른 분들에 비해 짧기 때문에 대표 원장님께서도 골드로 추천을 하셨습니다."

그렇게 완벽히 준비했다고 생각했지만, 결과는 늘 들쭉날쭉했다.

어느 날은 상담이 너무 잘 풀렸다. 치료가 필요하다는 말을 꺼내기도 전에 환자가 고개를 끄덕이며 말했다.

"선생님이 설명해 주시니까 믿음이 가요. 바로 진행할게요."

그날은 내가 대단한 상담자가 된 기분이었다.

그런데 며칠 뒤, 비슷한 케이스의 환자에게 같은 설명을 했는데 결과는 정반대였다.

"생각 좀 해 볼게요." 한마디를 남기고 환자는 돌아갔다.

그 차이를 이해할 수 없었다. 내 설명이 부족했나? 표정이 경직됐나? 스스로를 자책했다.

하지만 나중에 알게 됐다. 문제는 내 '말'이 아니라 '상황'이었다. 첫 번째 환자는 진료실에서 원장님이 치료 필요성을 충분히 설명한 후 나에게 연결된 케이스였다. 이미 환자의 신뢰가 형성된 상태에서 나는 마무리만 한 셈이었다. 반면 두 번째 환자는, 예약이 밀려 진료 시간이 촉박했고 충분한 설명이 없이 갑자기 상담실로 넘어온 경우였다. 환자는 아직 마음의 준비가 안 된 상태였고, 나는 시스템적으로 '타이밍이 어긋난 상담'을 하고 있었던 것이다.

그때 처음으로 깨달았다. 상담의 성패는 개인의 말솜씨보다 병원의 구조와 시스템이 훨씬 더 큰 영향을 미친다는 사실을. 상담이란 한 사람의 센스나 노력으로 완성되는 일이 아니라, 진료 흐름과 설명 구조, 타이밍, 환자 동선, 응대의 일관성이 모두 맞물려야 가능한 '팀 플레이'였다. 그 이후로 나는 '잘 말하는 법'보다 '상담이 잘 이루어지는 환경'을 만드는 일에 더 집중하게 되었다.

그것이 곧 병원 상담 시스템의 출발점이었다.

나는 치과상담시스템에서 개인적 역량이 큰 비중을 차지한다고 생각하지 않는다. 만약 그것이 사실이라면, 모든 병원은 뛰어난 상담자 한 사람을 채용하거나 만들기 위해 모든 힘을 쏟을 것이다. 하지만 훌륭한 상담자가 배치되었음에도 병원의 매출이 제자리이거나 평판이 오히려 떨어지는 경우를 종종 본다. 이것은 상담자의 개인 역량만으로는 상담의 질을 끌어올릴 수 없다는 것을 증명한다.

많은 치과가 상담을 잘하는 직원 한 명에게만 의존한다. 말의 기술이 뛰어나고 상담 경험이 풍부한 직원이 있으면 환자가 쉽게 동의하지만, 그 직원이 자리를 비우면 상담 성공률이 눈에 띄게 떨어진다. 이런 시스템은 병원 운영에 불균형을 만든다. 상담동의율이 특정 개인(소수의 직원)에 의해 좌우된다면, 그 개인의 부재만으로도 병원은 흔들릴 수 있다. 따라서 상담은, '누가 하느냐'의 문제가 아니라 '어떤 시스템 안에서 이루어 지느냐'의 문제다. 누가 상담을 맡게 되더라도 일정 수준 이상의 결과가 나올 수 있도록 표준화된 상담 시스템을 구축해야 한다.

의료 상담은 절반은 설명(explain)이고, 나머지 절반은 상담(consulting)다. 설명만 잘한다고 상담이 완성되지 않고, 응대만 부드럽다고 해서 환자가 동의하지 않는다. 설명 50%, 맞춤 응대 50%가 균형을 이뤄야 제대로 된 상담이 된다.

의료 지식이 부족하면 치료 계획이나 진단 내용을 환자의 언어로 풀어 낼 수 없다. 반대로 환자에 대한 이해와 응대가 부족하면 그 사람의 환경적 요인을 고려한 맞춤 상담이 불가능하다. 상담은 이 두 가지가 동시에 충족될 때 비로소 완성된다. 결국 상담은 개인의 센스나 경험에 기대는 것이 아니라 단계별로 정리된 시스템으로 운영해야 한다. 또한 병원의 모든 접점에서 자연스럽게 녹아 있어야 한다.

상담의 사전적 정의는 '어떤 일을 서로 의논하거나 전문가에게 의뢰함', '문제를 해결하거나 궁금증을 풀기 위해 의논함'이다. 이러한 정의를 흔히 접해서일까? 병원에서 흔히 하는 착각이 있다. 바로 상담자를 잘 채용하면 매출이 자연스럽게 오른다는 믿음이다. 완전히 틀린 말은 아니다. 매출은 환자의 동의와 설득에 달려 있기에 상담자의 개별 역량은 중요하다. 하지만 그것이 전부라고 생각하는 것은 큰 착각이다.

실제로 사회초년생 직원이 처음 배우는 것은 환자 맞춤 응대다. 본인은 단순히 환자 안내 업무를 한다고 생각하지만, 사실은 상담 시스템의 한 부분을 배우고 있는 것이다. 그 다음 단계에서 의료 지식을 쌓으며 상담의 또 다른 축을 익힌다. 결국 상담은 환자 응대와 의료 지식이 단계적으로 결합될 때, 완성되는 시스템적 과정이다.

'상담시스템의 안정성과 일관성이 확보되어야 환자(고객)가 신뢰하고, 병원이 성장한다.'

정리해서 치과 상담 시스템을 이해해 보자.

상담과 설명은 의료 현장에서 환자와 소통할 때 자주 혼용되지만, 사실 두 개념은 목적과 접근 방식에서 분명히 다르다. 이 차이를 이해하는 것이 상담 시스템을 제대로 설계하는 첫걸음이 된다.

① 목적의 차이

상담의 목적은 단순히 환자가 이해하고 동의하는 것을 넘어서 있다. 상담은 환자가 스스로 치료에 참여하도록 만들고, 신뢰와 공감을 통해 긍정적인 치료 경험을 갖게 하는 데 초점을 둔다. 즉, 환자의 상황과 감정을 고려해 치료에 대한 동기를 부여하고, 장기적인 신뢰 관계를 형성하는 데 목적이 있다.

반면 설명은 정보 전달 그 자체가 목적이다. 치료 과정, 방법, 예상 결과와 같은 필요한 정보를 환자가 이해할 수 있도록 명확하고 간결하게 제공하는 것이 핵심이다.

② 접근 방식의 차이

상담은 쌍방향 소통을 기반으로 한다. 상담자는 환자의 질문이나 우려를 경청하고, 환자의 심리 상태와 상황에 맞춰 대화를 조정한다. 설명을 환자의 눈높이에 맞춰 바꾸고, 환자의 입장에서 접근한다. 그 과정에서 신뢰가 쌓이고, 치료 동의는 자연스럽게 이끌어진다.

설명은 상대적으로 단방향 소통에 가깝다. 의료진이 알고 있는 정보를 일방적으로 전달하는 경우가 많고, 환자의 감정이나 상황보다는 '정확한 정보 제공'에 중점을 둔다.

③ 포함되는 내용의 차이

상담은 환자의 개인적인 상황까지 폭넓게 다룬다. 치료 방법뿐 아니라 환자가 느끼는 고민, 불안, 기대까지 함께 다룬다. 또한 비용, 일정, 치료 후 회복 과정 같은 맞춤형 정보까지 포함한다.

설명은 주로 진단 결과, 치료 방법, 소요 시간, 예후 등 기본적인 의학적 정보 전달에 집중한다. 정보 자체가 중요하기 때문에 최대한 정확하고 간결하게 진행된다.

④ 환자와의 관계 형성 차이

상담은 장기적인 관계 형성을 목표로 한다. 환자가 치료 과정 전반에 걸쳐 신뢰와 만족을 느끼고, 재방문이나 장기적인 관리로 이어지도록 돕는다.

설명은 주로 일회성에 가깝다. 필요한 정보를 전달하면 목적이 달성된 것으로 간주되며, 장기적인 관계 형성보다는 특정 진료에 필요한 정보 제공에 그친다.

그렇다면 병원의 상담은 언제 시작되는 것일까? 상담은 환자가 병원을 찾아와 의자에 앉았을 때 시작되는 것이 아니다. 병원의 상담은 환자가 병원을 검색하거나, 치료에 대한 필요와 욕구를 느낀 바로 그 순간부터 시작된다. 그때 이미 환자는 병원과 첫 번째 접점을 만들고 있는 것이다.

따라서 병원의 상담 시스템은 이 초기 접점에서부터 촘촘히 설계되어야 한다. 홈페이지, 블로그, SNS, 전화 응대, 첫 방문 접수 등 환자가 마주하는 모든 과정이 상담의 일부다. 이 접점들을 세분화하고 단계별로 시스템을 강화한다면, 상담자의 개인적 역량에 의존하는 비중은 점점 줄어든다. 결국 환자는 어디서나 일관된 메시지와 응대를 경험하게 되고, 병원은 안정적으로 신뢰를 쌓을 수 있다.

	상담	설명
목적	환자 스스로 치료 참여, 신뢰와 공감, 긍정적 치료경험 제공	정보 전달, 치료과정, 방법, 예상결과 등 이해를 돕도록 단순하고 명확한 정보 제공
접근 방식	쌍방향 소통	단방형 정보 제공
포함 내용	환자가 가질 수 있는 고민, 불안, 기대 (환자의 상황에 맞는 비용, 일정 맞춤 정보)	치료방법과 절차에 대한 기본 정보(진단결과, 치료방법, 예상소요시간, 예후)
관계 형성	장기적인 관계 형성 목표	주로 일회성 정보 제공에 가까움
요약 정리	환자 맞춤형 소통을 통해 환자가 치료에 대해 신뢰와 동기를 느끼게 하고 치료의 지속성과 관계 형성을 목표로 함	필요한 정보를 간결하고 정확하게 전달하여, 환자가 치료과정을 이해하도록 돕는 데 초점을 둠

그렇다면 우리 병원의 접점을 정리하고 접점별 역할을 정리해보자.

∷ 접점별 역할과 핵심 포인트 정리

병원 상담 시스템은 한 명의 상담자만 잘한다고 완성되지 않는다. 환자가 병원에 들어서는 순간부터 단계별로 역할이 이어지며, 모든 접점이 모여 하나의 상담 과정을 만든다. 따라서 접수자, 진단자, 어시스트, 상담자 모두가 자신의 역할을 정확히 이해하고 수행하는 시스템적 협업에서 비롯된다

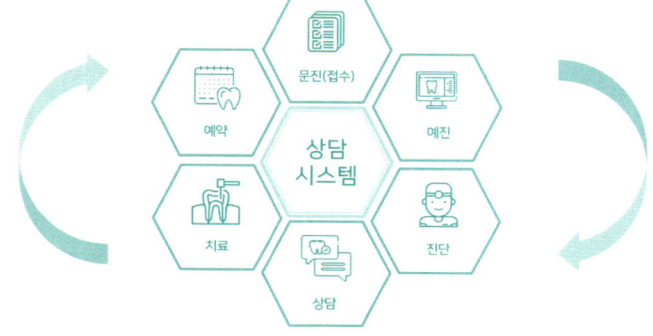

① 접수자의 역할과 프로세스

접수자는 환자를 가장 먼저 맞이하는 사람이다. 단순히 예약을 확인하는 수준이 아니라, 환자의 기본 정보를 수집하고 주요 증상과 방문 목적을 자연스럽게 파악한다. 또한 예진과 진료 준비 과정, 당일 진행될 절차를 안내하여 환자가 병원 시스템에 부드럽게 적응하도록 돕는다. 환자가 병원에 갖는 첫인상이 여기서 결정되기에 상담의 출발점으로서 중요한 역할을 한다.

② 진단자의 역할과 프로세스

진단자는 환자의 주요 호소 증상에 접근하고, 전체적인 구강 상태를

확인한다. 기본 정보와 증상 부위를 확인하고, 구강 전반을 검사하며 X-ray 분석을 통해 진단을 구체화한다. 이후 진단 내용을 요약해 환자가 이해하기 쉽도록 정리한다.

이 과정에서는 반드시 어시스트와 협업해야 한다. 진단자의 말만으로 진행하면 오류가 생길 수 있기 때문에, 기록 확인과 재확인을 통해 정확도를 높여야 한다. 예를 들어 파노라마 X-ray를 활용할 때 단순히 병소를 확인하는 것에 그치지 않고, 치료 방향과 핵심 포인트를 정리하여 상담 단계로 연결하는 것이 중요하다.

③ 어시스트의 역할과 실시간 기록 관리

어시스트는 진단자의 파트너이자 기록자다. 진단자의 설명을 정확히 기록하고, 진단 순서를 재확인하여 오류를 방지한다. 진단 과정 중 놓칠 수 있는 중요한 사항을 실시간으로 기록하며, 진단자와 긴밀히 협력한다. 정확한 기록은 곧 환자 신뢰와 직결된다. 환자는 일관된 진단과 신속한 응대를 경험할 때 병원을 더욱 신뢰하게 된다.

④ 상담자의 역할과 언어 전략

상담자는 진단 내용을 환자가 이해하기 쉽게 풀어주고, 치료 계획을 구체적으로 제시한다. 이때 핵심은 신뢰감 있는 태도와 단호하면서도 명료한 언어다. 치료 방법, 기간, 순서, 비용, 수납 방법, 일정 등 환자에게 꼭 필요한 정보를 빠짐없이 안내해야 한다. 상담이 끝날 때마다 다음 단계와 일정을 확실히 약속하여 환자가 치료 과정을 예측하고 준비할 수 있게 한다.

⑤ 행위 진행 후 다음 약속의 중요성

모든 상담과 진료는 결국 '다음 약속'으로 이어져야 한다. 매번 진료가 끝난 뒤 다음 단계와 일정을 명확히 안내해야 환자는 장기적인 관리 계획을 이해하고 일관되게 내원할 수 있다. 이는 치료 과정에서 일관성을 유지하고 환자의 협조를 확보하는 핵심 포인트다. 상담은 단발적인 행위가 아니라, 신뢰를 기반으로 한 지속적인 관리 시스템으로 완성된다.

상담은 한 사람의 역량으로 완성되는 일이 아니다. 접수, 진단, 기록, 상담, 그리고 다음 약속까지 이어지는 모든 과정이 모여 비로소 환자와의 신뢰를 만든다. 각자의 역할이 유기적으로 연결될 때 환자는 흔들리지 않는 일관성을 경험하고, 병원은 안정적인 성장을 이룰 수 있다.

결국 상담은 누가 맡든 흔들리지 않는 시스템의 힘으로 완성된다. 개인의 역량은 시스템 안에서 빛나야 하고, 시스템은 개인이 안정적으로 성장할 수 있는 기반이 되어야 한다. 이것이 상담 교육의 핵심이며, 병원의 모든 접점이 환자 상담이라는 큰 그림 안에 하나로 이어져야 하는 이유다.

> "탁월함은 우연이 아니라 습관이다. 우리는 반복적으로 하는 것의 결과다." - 아리스토텔레스

병원의 상담도 마찬가지다. 우연히 잘하는 누군가에게 의존하는 것이 아니라, 누구나 같은 수준의 상담을 할 수 있도록 반복과 시스템을 통해 습관화해야 한다. 이것이 곧 병원의 신뢰를 지키고, 성장으로 이어지는 길이다.

상담의 시스템을 위한 개인 역량 키우기

아무리 잘 짜인 상담 시스템이라도 결국 그것을 실행하는 것은 사람이다. 시스템이 환자와의 신뢰를 설계하는 틀이라면, 개인의 역량은 그틀을 움직이는 동력이다. 상담자는 환자의 말을 경청하고, 상황을 읽고, 적절한 언어로 신뢰를 쌓아야 한다. 시스템은 누구나 따라갈 수 있는 길을 제시하지만, 그 길을 어떻게 걸어가는지는 개인의 역량에 달려 있다.

상담을 처음 시작하는 상담자라면 반드시 기억해야 할 기본 역량이 있다. 바로 환자에게 전달해야 할 항목을 하나도 빠뜨리지 않고 정확하게 안내하는 것이다. 상담의 본질은 환자가 치료 과정을 명확히 이해하고 예측할 수 있도록 돕는 데 있다. 환자가 앞으로 어떤 치료를 받게 될지, 그 과정이 얼마나 걸리는지, 어떤 순서로 진행되는지, 비용과 수납방법은 어떻게 되는지, 그리고 구체적인 일정은 어떻게 잡히는지에 대해상담자가 책임 있게 설명해야 한다.

이 항목들은 환자가 병원을 신뢰하는 데 있어 가장 기본적인 요소다. 상담자가 이 부분을 놓치거나 대충 넘어가면 환자는 불안과 의심을 갖게 되고, 결국 치료에 대한 확신도 약해진다. 따라서 "전달해야 할 정보를 빠짐없이 안내한다"는 것은 상담자의 가장 기초적이면서도 반드시 지켜야 할 첫 번째 역량이다.

상담자의 두 번째 기본 역량은 트레킹 화법과 질문 전략이다.

상담은 단순한 정보 전달이 아니라, 환자가 제대로 이해했는지를 확인하고 자연스럽게 치료에 동의하도록 돕는 과정이다.

이를 위해 상담자는 먼저 개방형 질문을 활용해야 한다. "치료 과정에서 가장 불안한 부분이 무엇인가요?", "치료를 받으시면서 어떤 점이 가장 중요하다고 생각하시나요?"와 같이 환자가 스스로 경험과 기대를 풀어낼 수 있도록 유도한다. 이는 환자의 실제 니즈와 우려를 파악하는 중요한 과정이다.

반대로 치료 동의가 필요한 순간에는 폐쇄형 질문, 특히 Yes or Yes 기법을 사용해야 한다. 단순히 "치료를 하시겠습니까?"라고 묻는 것이 아니라, 최선책과 차선책을 명확히 제시하고 그중 최선책을 권유하는 방식이다. 예를 들어 "오늘 말씀드린 최선의 치료 방법으로 진행하시겠습니까, 아니면 기간이 조금 길어지는 차선의 방법을 선택하시겠습니까?"라고 묻는 것이다. 이때 중요한 것은 우리가 최선책을 추천하는 명확한 근거를 제시하는 것이다. 비용, 치료 효과, 예후, 편의성 등 환자가 납득할 수 있는 이유를 논리적으로 설명하고 설득해야 한다. 그렇게 할 때 환자는 선택권을 존중받는 동시에, 스스로 최선의 선택을 하고 있다는 확신을 얻는다.

그리고 상담 전반에 걸쳐 반드시 필요한 것이 트레킹 화법이다. 트레킹 화법은 환자가 상담 내용을 얼마나 이해했는지 수시로 확인하는 습관이다. "제가 설명 드린 치료 순서를 어떻게 이해하셨나요?", "오늘 상담에서 더 궁금한 부분이 있으신가요?"와 같은 질문을 통해 환자의 이해 정도를 점검하고, 부족한 부분은 즉시 보완한다.

개방형 질문으로 환자의 마음을 열고, Yes or Yes 질문으로 결정을 이끌며, 트레킹 화법으로 이해도를 점검하는 것. 이 세 가지가 결합될 때 상담자는 단순한 설명자가 아니라 환자가 신뢰하고 동의할 수 있는 설득자가 된다.

상담자의 개인 역량을 키우는 핵심은 병원 안의 모든 사람의 말을 경청하고 기록하며, 그것을 환자 상담에 연결하는 것이다. 원장과 동료, 선배가 던진 작은 표현 하나, 환자가 무심코 흘린 말 한마디까지 놓치지 않고 기록하는 습관은 상담의 힘이 된다. 그렇게 쌓인 정보와 경험을 환자에게 맞춤형으로 연결시킬 때, 상담자는 단순한 정보 전달자가 아니라 환자의 마음을 움직이는 결정적인 한 방을 만들어 낸다. 그것이 상담자의 '어퍼컷'이다.

세 번째 기본 역량은 '경청과 기록'이다.

상담자는 환자가 말하는 모든 내용을 흘려듣지 않고 끝까지 듣는 습관을 가져야 한다. 환자가 직접 표현한 단어, 불안감, 생활 습관, 치료에 대한 기대는 상담의 가장 중요한 자료가 된다. 하지만 단순히 듣는 것만으로는 부족하다. 반드시 기록해야 한다. 기록은 상담자의 기억을 보완하고, 환자 맞춤 상담을 이어가는 기반이 된다.

예를 들어 환자가 "시간이 오래 걸리는 치료는 어렵다"고 말했다면, 이후 상담에서 치료 기간을 강조해 설명하거나, 빠른 회복이 가능한 대안을 안내하는 식으로 연결할 수 있다. 이처럼 경청과 기록은 단순한 태도가 아니라, 환자의 신뢰를 쌓고 상담을 일관되게 이어가는 기술이다. 결국 상담자의 역량은 '얼마나 잘 듣고, 얼마나 정확히 기록했는가'에 따라 크게 달라진다.

네 번째 기본 역량은 '환자 맞춤 적용 능력'이다.

상담자는 병원이 정해둔 매뉴얼과 시스템을 기계적으로 전달하는 사람이 아니다. 환자가 가진 환경적 요인과 개인적 상황을 고려하여 상담 내용을 '환자 맞춤형'으로 재구성해야 한다. 같은 치료 방법이라도 환자의 연령, 직업, 생활 패턴, 경제적 상황에 따라 설명 방식과 강조 포인트는 달라져야 한다.

예를 들어 바쁜 직장인에게는 "내원 횟수를 최소화할 수 있는 치료법"을 강조하고, 고령 환자에게는 "치료 후 관리와 회복 과정"을 더 자세히 설명해야 한다. 이처럼 환자의 상황에 맞춘 상담은 환자에게 "나를 이해하고 있다"는 신뢰를 주며, 상담 동의율을 높이는 결정적인 역할을 한다.

상담 시스템은 병원의 신뢰를 지탱하는 틀이다. 하지만 그 틀을 실제로 움직이는 것은 상담자의 역량이다. 환자에게 필요한 정보를 정확히 전달하고, 이해와 동의를 이끌어 내며, 경청과 기록을 통해 마음을 읽고 맞춤형으로 적용하는 것. 이 네 가지 기본 역량이 갖춰질 때 상담은 단순한 설명을 넘어선다. 그때 비로소 상담은 환자의 신뢰를 만들고, 병원의 성장을 이끄는 진짜 힘이 된다.

상담 체크리스트(상담자가 반드시 점검할 항목)

- ☑ 치료 방법 설명
- ☑ 치료 기간/진행 순서 안내
- ☑ 비용 및 수납 방법 안내
- ☑ 일정 확정 및 예약 확보
- ☑ 환자의 질문·우려사항 경청 및 기록
- ☑ 트레킹 화법으로 환자 이해 수준 확인

병원 시스템을 위한 상담 설계 교육 과정
: 한 장으로 정리하는 상담 시스템 설계

이제부터는 병원 시스템을 위한 상담 설계 교육에 대해 이야기해 보자.

상담은 개인의 역량만으로 안정적으로 유지될 수 없다. 병원은 누구든 상담 업무를 맡게 되더라도 일정 수준 이상의 결과가 나올 수 있도록 명확하고 재현 가능한 상담 시스템을 갖추어야 한다.

이때 중요한 것은 복잡함이 아니다. 오히려 단순하고 명확해야 한다. 상담 시스템은 체계적인 '교육 과정'을 통해 구성원 모두에게 자연스럽게 내재화되어야 하며, 결국에는 한 장으로 정리된 설계도로 완성될 수 있어야 한다. 누구든 그 한 장을 보기만 해도 상담의 흐름과 원칙을 바로 이해할 수 있어야 하는 것이다. 이것이 병원 상담 시스템 교육의 핵심이다.

첫째, Flow 설계가 필요하다. 상담은 환자가 병원을 검색하는 순간부터 시작된다. 검색 → 접수 → 진단 → 상담 → 동의 → 다음 예약으로 이어지는 일련의 과정을 마치 퍼널(Funnel)처럼 정리해야 한다. 각 단계마다 무엇을 목적으로 하고 어떤 행동을 취해야 하는지 명확하게 정의할 때, 상담 과정이 흐트러지지 않고 일관성을 유지할 수 있다.

둘째, 스크립트와 체크리스트를 준비해야 한다. 상담자는 환자에게 반드시 전달해야 할 항목을 놓치지 않아야 한다. 이를 위해 핵심 문장을 표준화하고, 자주 나오는 질문들을 정리하여 FAQ로 만들어 두는 것이 필요하다. 또한 상담자가 확인해야 할 내용을 체크리스트로 만들어 '빼먹지 않는 습관'을 훈련하면 상담 품질이 크게 달라진다.

셋째, 실습 기반 교육을 통해 시스템을 몸에 익혀야 한다. 이론으로만 배우는 상담은 실제 환자 앞에서 쉽게 무너진다. Role play를 통해 상황을 연습하고, 동료 간 피드백을 주고받으며, 다양한 환자 사례별로 시뮬레이션을 거듭할 때 상담자의 역량은 점차 안정적으로 자리 잡는다.

마지막으로, 모든 교육 과정은 한 장으로 정리된 상담 시스템 설계도로 귀결되어야 한다. A4 용지 한 장에 전체 상담 프로세스를 시각적으로 표현하고, 각 단계별 핵심 키워드와 질문 예시를 함께 담는다. 이 한 장은 신규 직원 교육의 기준이자, 주간 점검과 성과 분석에 활용할 수 있는 지침서가 된다.

결국 상담 교육의 목적은 두꺼운 매뉴얼을 만드는 데 있지 않다. 누구나 이해하고 실행할 수 있는 단순하고 명확한 '한 장짜리 설계도'를 만들어내는 것이다. 이 한 장은 병원의 상담 품질을 균일하게 유지하는 지도이자, 새로운 인력이 들어와도 빠르게 적응할 수 있도록 돕는 가장 실용적인 도구다.

상담 시스템 설계도

『이송주』

상담은 정보 전달이 아니라, 태도이자 기술이다

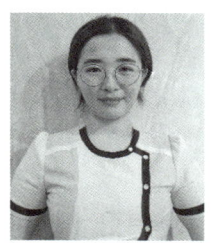

- 경력: 전) 임플란티아 치과 광명점 치과위생사
- 최종학력: 대원대학교 치위생과
- 교육경력: 신규 위생사 및 임상 현장교육, 진료 커뮤니케이션, 상담교육 콘텐츠
- 관심 분야: 구강위생 및 예방, 구강보건 교육, 환자 커뮤니케이션 교육
- 자격 및 수료: 치과위생사
- SNS 주소: 이메일 | max1520@naver.com

- 나를 한 문장으로 표현한다면?

  설명을 넘어서, 마음을 듣고 감정을 기억하는 상담자로 성장하고 있는
  치과위생사입니다.

- 이 글이 전하고자 하는 핵심 메시지는?

  상담은 단순한 정보 전달이 아니라, 환자의 감정을 읽고 반응하는 태도에서
  시작된다. 말을 많이 한다고 상담이 잘 되는 것이 아니라, 적절한 질문과 섬세한
  관찰을 통해 환자가 스스로 말을 꺼내게 하는 것이 핵심이다. 표정, 말투, 눈빛,
  침묵 이 모든 것은 상담자의 감정 문해력이 필요한 언어다. 그리고 상담을 잘하는
  치과위생사는 더 이상 전달자가 아니라, 환자 경험을 설계하는 브랜드 전문가로
  성장하게 된다.

상담은 단순한 설명이 아니라, 마음을 해석하는 일의 시작

　내가 상담을 시작하게 된 계기는 당시 상담을 할 수 있는 고년차 선배의 부재였다.

　상담을 할 연차가 아직 아니란 생각이 들었지만, 그래도 잘해 보자는 마음으로 비용을 외우고, 각 재료의 장단점을 외우는 데 집중했다.

　처음엔 환자에게 정확한 정보를 전하는 것이 상담의 핵심이라고 생각했다. 진료 내용과 매뉴얼을 열심히 외우며 상담실에 들어갔지만, 환자 반응은 늘 내 예상과 어긋났다. 어떤 사람은 아무 말 없이 고개만 끄덕였고, 어떤 사람은 설명 도중에 시선을 피했고, 어떤 사람은 "생각해 볼게요."만 남긴 채 상담실 문을 나갔다. 나는 말했는데, 왜 그들은 아무 말도 하지 않았을까?

　지금 생각해 보면 당시의 나는 '정보'에만 집중이 되어 있어서 상담하는 데 큰 어려움이 없었다. 이미 배운 정보를 정리만 하면 되는 상황이었다. 나는 설명했지만, 설득하진 못했다. 그리고 그 차이가 무엇인지 알지 못한 채, 몇 번의 상담이 더 흘러갔다. 나는 분명 정확한 정보를 전달했다. 그런데 왜 환자의 마음은 움직이지 않았을까? 무엇이 빠져 있었던 걸까?

　비슷한 상황을 반복하니 그때서야 깨달았다. 나는 '말'을 전했을 뿐,

'의도'를 읽지 못했다. 환자가 듣고 싶었던 건 "이 치료는 이렇게 진행됩니다."가 아니라 '내가 이 치료를 받아도 괜찮을까?' 하는 감정의 언어였다. 그때부터 나는 말보다 눈을 먼저 읽기 시작했다. 입술이 굳어 있는지, 눈동자가 어디를 향하는지, 손이 무릎 위에서 움찔 하는 순간은 언제인지. 그 모든 것이 환자의 언어였다. 환자의 '말하지 않는 말'을 듣기 시작하면서 나는 비로소 '심리 해석'이 상담의 시작이라는 걸 이해했다. 치과위생사의 말은 정보를 옮기는 통로가 아니라, 감정을 해석해주는 거울이었다.

한번은 치료비 안내 중이었는데, 한 환자가 순간적으로 입술을 다물며 "조금 비싸네요…"라고 말했다. 그전까지의 나였다면 '보험 적용 범위를 다시 설명'했을 것이다. 하지만 그날은 "혹시 어떤 부분이 가장 부담스러우셨어요?" 그 질문 하나로 환자의 표정이 풀렸다. "예전에 치료하다가 실패한 적이 있어서, 돈보다 그게 더 걱정돼요." 이 환자가 두려워한 건 '비용'이 아니라 '다시 실패할까 봐'라는 감정이었다. 이 감정은 내가 전달한 정보의 양보다 훨씬 컸다.

그때부터 나는 '환자에게 무엇을 설명할까'보다 '환자가 무엇을 두려워할까?'에 집중하기 시작했다. 치료비, 시간, 통증, 신뢰 등등 그 모든 요소 뒤에는 늘 감정이 숨어 있었다. 환자의 불안은 합리적이지 않을 수 있다. 하지만 상담자는 그 감정의 방향을 해석할 책임이 있다. 그 순간부터 상담은 정보 전달이 아닌 '감정 해석력'의 영역이 되었다. 하루 아침에 해석할 수 있는 신호들을 알아차리는 것은 쉽지 않았고, 스트레스였다.

환자의 심리를 해석한다는 건 거창한 능력이 아니다. 그건 단지 주위 깊게 바라보는 태도다. 그 태도는 반복을 통해 길러지는 기술이다. 하루

동안 마주하는 수십 명의 환자 중 단 한 사람이라도 '이 사람은 나를 이해한다' 느낀다면, 그 상담의 절반은 이미 성공이다.

실전 체크 포인트 – 감정 해석력 훈련하기

- 설명 전 표정 3초 관찰: 시선, 입술, 손동작 중 어떤 변화가 있는가?
- 반복된 문장 속 '감정 단어' 표시: "무섭다", "시간이 없다.", "비용이 부담돼요."
- 상담 후 '감정 메모' 남기기: 오늘의 대화에서 가장 인상적이었던 표정 한 가지

태도는 말보다 질문에서 드러난다

상담을 하는 것은 '설명을 잘 하는 사람'처럼 느껴져서 환자에게 설명할 때 집중하게 된다. 하지만 상담이 끝날 때마다 나에게 남는 건 이상한 허무함이었다. 나 역시 질문은 환자가 하는 거지, 내가 하는 게 아니라고 생각했다. 하지만 그날 이후, 나는 생각이 바뀌었다. 상담은 '내가 얼마나 말했는가'가 아니라 '상대가 얼마나 말했는가'로 측정된다는 걸 알게 되었다.

치과위생사로서 상담을 할 때 "혹시 치료에 대해 가장 걱정되시는 부분이 있을까요?" 이 짧은 질문 하나가 그동안 내가 말하던 어떤 문장보다 더 많은 대화를 만들어냈다. 그 환자는 천천히 말을 꺼냈다. "사실 예전에 치료받을 때 너무 아팠어요. 그 기억이 남아서요."

그 이후에 나는 설명보다 질문을 먼저 던지기 시작했다. 질문이 열쇠가 되었고, 환자의 마음은 그 열쇠로만 열릴 수 있었다. 질문은 정보를 묻는 게 아니라, 감정을 초대하는 일이다. 처음엔 단순히 치료 정보만 얻기 위한 질문을 했다. 하지만 환자들은 정보를 원하지 않았다. 그들은 '자신의 마음을 말해도 괜찮은가'를 확인하고 있었다.

나는 환자에게 이렇게 물었다.

- "이번 치료를 고민하게 된 계기가 있으실까요?"
- "예전에 치료받으실 때 기억에 남은 경험이 있으세요?"

- "치료 후 어떤 점이 가장 걱정되세요?"

이 질문들을 던질 때마다 나는 환자의 이야기를 '듣는 사람'이 아니라 그들의 감정을 안전하게 꺼내주는 사람이 되고 있었다. 그래서 질문이 말을 이기는 순간이 온다. 어느 날은 이렇게 물었다. "그 부분이 불편하셨다고 했는데, 조금 더 자세히 말씀해주실 수 있을까요?" 환자는 한참을 생각하더니 말했다.

"사실 치료 자체보다, 치과위생사 선생님들이 불편해요. 예전에 안 좋은 경험이 있어서요."

그 말을 듣는 순간, 나는 깨달았다. 설명은 정보를 정리하지만, 질문은 마음의 방향을 바꾼다. 상담의 본질은 '정보를 주는 사람'이 아니라 '마음을 이끌어내는 사람'으로 서는 것이다. 질문은 기술이 아니라 태도다. 질문은 단순히 문장을 바꾸는 일이 아니다. 그건 태도를 바꾸는 일이다. '내가 아는 것을 전하겠다'에서 '내가 모르는 걸 들어보겠다'로 방향을 전환하는 일이다.

나는 이제 상담실에 들어가기 전에 이렇게 마음을 다잡는다. "오늘은 내가 말하는 시간보다 환자가 말하는 시간을 더 길게 만들어야 한다." 그렇게 마음의 자리를 바꾸면, 대화의 흐름이 달라진다. 설명으로는 닫혀 있던 문이 질문으로는 열린다.

실전 TIP – 질문으로 시작하는 상담 습관

- '왜' 대신 '어떤'으로 시작하기: "왜 걱정되세요?"보다 "어떤 점이 걱정되세요?"
- 감정형 질문 넣기: "이번 선택에 마음에 가장 걸렸던 부분은요?"
- 열린 질문 3:1 비율 유지하기: 정보 질문보다 감정 질문을 세 배로
- 첫 문장은 '안심'을 주는 문장으로: "편하게 말씀해 주셔도 괜찮아요."

시각화는 태도를 드러내는 또 다른 도구
: 반응 기록하기

처음 상담자로 시작했을 때 상담일지를 기록을 했다. 상담일지를 처음 쓸 땐 '치료 설명을 빠트리지 않기 위한 기록'이라고만 생각했다. "임플란트 구조 설명", "보철 재료 안내", "다음 내원일 안내" 정리도 잘했고, 전달도 정확했지만 왠지 모르게 상담일지 내용이 복사한 듯 똑같아졌다. 나는 분명 말을 걸었는데, 환자에게 나는 '내 말을 듣는 사람'이 아니라 '기록을 받아 적는 사람'처럼 보이는 것이다.

어딘가 단절된 느낌이면서 상담일지가 문서처럼 느껴지고 있다는 건 이미 환자와의 대화가 무너지고 있다는 신호였다. 진짜 중요한 건 '내가 무슨 말을 했는가'가 아니라, '그 말을 들은 환자가 어떤 반응을 보였는가'였다.

어느 날 진료비가 크게 나오는 환자에게 "치료비가 꽤 들어가실 수 있어요."라고 말한 순간, 환자의 시선이 아래로 떨어졌다. 나는 그 순간을 기억해서 상담일지에 이렇게 적었다.

'치료비 언급 시, 눈 아래로 시선 떨어짐. 망설임 표시?'

그 메모는 환자의 진심을 놓치지 않겠다는 내 태도의 표현이었다. 그날 이후 나는 행동 중심의 기록보다 반응 중심의 기록을 남기기 시작했다. "고개 끄덕임, 표정 변화 없음, 빨리빨리 중요, 질문 멈춤, 눈빛 흔들림…" 짧지만 중요한 단서들을 놓치지 않고 기억해서 메모했다.

'통증 질문 시 '예전에 아팠던 기억이 있다'며 감정 복기됨'

'설명 중 턱을 괴며 먼 곳을 봄 – 정보 전달 흐름 끊김'

이런 기록들은 다음 상담에 중요한 단서처럼 쓰였다. 내가 먼저 이렇게 꺼내 말할 수 있었기 때문이다.

"지난번 상담 때, 치료비에 대해 많이 고민하셨던 것 같았는데…"

환자는 "그걸 어떻게 하세요? 제가 말씀을 드렸나요…?" 이 짧은 말 안에 모든 감정이 담겨 있었다. 이제 '기억의 연결'이 되어 있었다. 내가 메모한 한 줄이, 환자에겐 '이 사람이 나를 기억해 주는구나'라는 신뢰로 다가갔다.

기록은 마음을 붙잡는 기술이며 그건 단순한 업무 기술이 아니라 나의 상담 철학이 되었다. 그러면서 상담일지를 살펴보니, 내가 메모한 글자들에 뭔가 '정보'는 가득했지만, '감정'은 없었다. 그래서 나는 감정을 기록하는 새로운 방법을 고민하기 시작했고, 그중 하나가 바로 시각화였다. 글로는 부족한 감정을 색깔, 기호, 말투 그대로 표현하는 방식이다.

내가 쓰는 시각화 실천법 2가지

컬러 형광펜으로 감정 강조하기

- 노랑: 망설임/고민이 담긴 단어
- 분홍: 환자의 핵심 질문 또는 반복 언급 – 시선을 잡고, 나중에 다시 돌아보게 하는 감정 하이라이트

환자의 말 그대로 인용부호로 남기기(가장 기억에 남는 말)

- "좀 더 생각해 볼게요."
- "그게 좀 걱정돼서요…" – 말투, 맥락이 있는 문장은 다음 상담 때 큰 자산

이런 시각화는 나에게도, 상담일지를 보는 후배에게도 유용한 복기 자료가 된다. 상담을 교육할 때도 "이건 설명한 게 아니라, 환자의 감정에 반응한 거야."라고 명확하게 보여줄 수 있는 근거가 된다.

기록은 습관이고, 시각화는 감정의 흔적이다. 이제 나는 상담 후 메모를 남길 때, 단순한 '내용 정리'가 아니라, '감정의 여운'을 남기는 것을 목표로 삼는다. 환자가 떠난 진료실에서 "그 환자는 설명을 들은 걸까, 마음을 들여다본 걸까?", "내가 기억할 건 치료 순서가 아니라, 그때의 망설임 아니었을까?" 이 질문은 상담일지를 넘어, 내 상담 태도의 기준이 되었다.

실전 TIP – 반응 중심 상담일지 작성법

- 설명보다 반응을 먼저 기록하기: 눈빛, 침묵, 손동작
- 질문 멈춘 타이밍 체크하기: 대화 리듬의 끊김 포착
- 인용 그대로 적기: 환자의 말은 감정의 지도다
- 컬러로 감정 하이라이트: 감정의 위치를 색으로 기억하기
- 상담 후 '오늘 가장 기억나는 표정이나 감정은?' 자문하며 메모 마무리

다음 상담까지 설계하는 태도

상담은 그 자리에서 끝나지 않는다. 내가 환자에게 전하는 말보다, 환자가 상담실을 나선 후에도 어떤 마음으로 병원을 기억하느냐가 더 중요하다. 처음엔 오늘의 상담에만 집중했다. 설명을 잘 마무리했고, 환자도 고개를 끄덕였고, 그럼 '잘 됐다'고 생각했다. 그런데 다음 내원일에 나타난 환자는 표정은 굳어 있었고, 시선은 낯설었다. 내가 '기억하고 있다'고 생각한 그 순간을, 환자는 기억하지 못하는 듯했다.

'좋은 상담'은 현재의 말이 아니라, 감정이다. 환자의 다음 진료를 준비하며 나는 상담일지를 꺼내서 읽는다. 지난 상담 시 표정, 말투, 질문했던 내용들, 그리고 거기서 '무엇을 다시 꺼내야 할까'를 정리한다. 예전엔 단순히 "지난번엔 임플란트 설명을 드렸죠?"라고만 시작했다면, 은 이렇게 말한다.

"통증 걱정이 있으셨잖아요. 혹시 지금은 어떠세요?"

"그때 치료비 고민된다고 하셨는데, 진료해 보시니까 어떠셨어요?"

이 문장들은 기억이 만들어내는 신뢰다. 환자는 '내 이야기를 기억하는 사람'에게 마음을 열기 시작한다. 누구나 그런 경험이 있다. 좋아하는 매장이나 카페를 가는데 사장님이 내가 자주 주문한 메뉴를 기억하고, 내가 들고 있는 소지품에 대해서 묻거나, 메뉴를 말하지 않아도 말해주시는 경험 말이다. 치과는 공포감과 치료를 해야 한다는 불안감으로 오는 곳이기에 더욱 이런 연결들이 더 중요하다.

환자는 진료할 때 수많은 말을 듣는다. 하지만 '자신의 마음을 기억해주는 사람'을 만나면 그 말과 사람을 오래 기억한다. 다음 상담은 내가 얼마나 많이 설명했는가보다, 지난 상담에서 무엇을 기억하고 있는가에 따라 전혀 달라진다.

실전 TIP – 이어지는 상담을 위한 기억 설계

- 상담 후 "다음 대화용 한마디" 메모
- 이전 상담의 감정 키워드 복기 (예: 망설임, 질문, 무표정 등)
- "그때 말씀하신~"으로 시작하는 연결 문장 준비
- 첫 마디는 "오늘 오실 때 고민 많으셨죠?"처럼 안심부터

상담은 기술이지만, 그 기술의 방향은 늘 다음 만남을 향하고 있어야 한다. 지금의 말이 다음을 준비하고 있다면, 그 상담은 단발성 대화가 아니라 신뢰를 설계하는 설계도가 된다. 그리고 바로 그 지점에서 상담은 단순한 전달이 아닌, 치과위생사의 역할을 확장시키는 시작점이 된다.

상담은 감정을 설계하는 일이다

이제는 어느 정도 익숙해졌다고 생각했던 상담이지만, 돌아보면 나는 매번 새로운 얼굴 앞에서 다시 배우고 있다. 사람은 다 다르고, 같은 질문에도 다르게 반응한다. 그래서 상담은 정답이 없는 연습이고, 태도는 그 연습을 견디게 해주는 나침반이다.

상담을 잘하고 싶은 마음은, 결국 환자를 이해하고 싶은 마음에서 출발했음을 안다. 말을 잘하기보다, 마음을 잘 읽고 싶은 것. 정보를 전달하는 사람에서, 감정을 설계하는 사람으로.

그 변화가 내 안에서 일어나고 있다는 것이 이제는 조금 자랑스럽다. 요즘 나는 상담일지를 기록할 때, '오늘 내가 했던 말을 얼마나 잘 정리했는지'보다 '오늘 이 사람의 마음을 얼마나 잘 기억했는지'를 더 고민한다. 눈을 마주쳤던 순간, 침묵이 길었던 타이밍, 입꼬리가 내려갔던 말 한마디. 그런 조각들이 나의 상담을 채운다.

앞으로 나는 어떤 상담자가 되고 싶은가? 그 질문 앞에서 내 마음이 머무는 지점은 단 하나다. 환자가 내 앞에서 스스로 말할 수 있게 만들어주는 사람. 그 한 사람의 이야기를 끝까지 경청할 줄 알고, 그 사람의 망설임을 함께 건너갈 수 있는 사람. 정보보다 신뢰, 설명보다 연결, 그리고 기술보다 태도를 먼저 갖춘 사람.

상담은 치과위생사라는 직업의 기술이지만, 이제는 나라는 사람의 태도를 보여주는 방식이 되었다. 상담은 환자와 다음 만남까지 이어지는 감정의 징검다리여야 한다. 상담이 내 마음을 훈련시켰고, 실천은 내 직업을 자랑스럽게 만들었다. 그래서 지금 나는, 단순히 치료를 설명하는 사람이 아니라, 환자 경험을 설계하는 브랜드 전문가로 성장 중이다. 그게 내가 상담을 계속 배우고, 기록하고, 실천하는 이유다.

배움은 이론의 자리에 머물지 않고 결국 현장이 된다.
현장은 사람을 성장시키고, 그 성장은 또 다른 변화를 만들어낸다.
이 파트는 '배운다'는 말이 곧 '살아낸다'는 뜻이 되어버린 이들의
이야기다.

PART 2

배움이 현장이 되는 순간

: 학교에서 지역사회까지, 멈추지 않는 성장

『박영진』
치과위생사로, 연구자로, 삶의 길을 쓰다

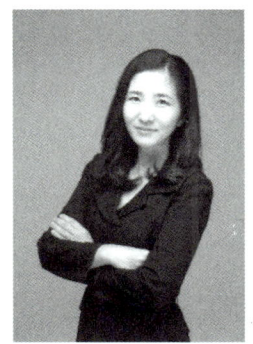

- 경력:
  - 현) 디엠플러스 이사
  - 현) 대한보건인재개발원 연구강사
  - 현) 신구대학교 치위생학과 겸임교수
  - 전) 연세의료원 박사후 연구원
  - 전) 남서울대학교 간호학과 외래교수
  - 전) 을지대학교 치위생학과 외래교수
- 최종학력: 신구대학교 치위생학과 (학사)
  - 고려대학교 생명과학과 (학사)
  - 연세대학교 치과대학 응용생명과학과 (석–박사)
- 교육경력: 신구대학교, 남서울대학교, 을지대학교(구강미생물학, 생물학, 병리학, 구강병리학, 치위생세미나, 치과 감염관리학, 일반생물학 및 실습, 치위생연구, 조사방법론, 구강생리학, 치의학 용어, 기초포괄실습, 구강조직 발생학, 임상전단계재료실습)
- 자격 및 수료: 임상 예방치과 및 치위생 워크숍 수료, 구강내과질환의 생물학적 이해와 치료 이수, 치과위생사 국가시험 문항개발 능력 향상 워크숍 이수, 포괄치과위생관리과정 3차 연수 이수, 편집위원–심사위원 온라인 워크숍 이수
- 메일주소: yjpark3096@naver.com
- 나를 한 문장으로 표현한다면?

  부드러움 속에 단단한 의지를 품은 사람, 나는 그렇게 다시 일어섭니다.
- 이 글이 전하고자 하는 핵심 메시지는?

  삶의 여정은 늘 어려움이 있기 마련입니다. 누구는 어려움의 원인을 자신 혹은 타인에게 찾습니다. 누구는 어려워서 불행하다고 말합니다. 하지만 어려움 속에 일어날 수 있는 힘이 있다면 어려움을 발판 삼아 도약합니다.

  흔들림은 있지만 균형을 잡는 법을 배웁니다. 가는 길위에서 나의 갈 길을 명확하게 찾습니다. 오늘도 나는 그 믿음과 확신으로 나의 길을 걸어갑니다. 오늘이 감사합니다. 그리고 행복합니다.

나는 빛나는 성취를 이룬 전문가는 아니지만, 내게 허락된 일을 끊임없이 개척하는 '돌을 뚫은 물방울' 같은 사람이다. 이 신념은 지금은 주목받지 못하지만 미지의 길을 향해 나아가는 내게 멈추지 않는 에너지를 준다. 이제 막 출발선에 선 것 같은 나는 여전히 두렵고 서툴다. 하지만, 직업인으로서, 어머니로서, 아내로서의 내게 주어진 소중한 사명을 끓어 안고 돌을 뚫으려 오늘도 한 방울, 한 방울 떨어지고 있다.

치과위생사로서 나를 소개할 때면, 당당히 손을 내미는 대신 현실의 벽 앞에 초라하게 서 있는 나를 마주한다. 누군가는 다양한 커리어로 구강 건강을 지키는 전문인으로 성장한다. 나 역시 그들의 노력과 성취에 박수를 보낸다. 하지만, 내 길은 아직 정립되지 않았고, 때로는 멈추고 돌아서야 했던 순간이 많았다.

한때, 치위생학 기초과학분야의 최고의 권위자가 되고 싶었다. 세월이 꽤 흐른 지금도 그 열정은 여전히 내 안에 살아 있다. 지치지 않고 달렸지만 현실의 제약 앞에서 선택을 조정해야 했고, 계속되는 멈춤과 후퇴 속에서 고요한 중에 치열한 싸움을 했어야 했다.

저자로서 이 자리에 서기까지 나는 스스로에게 질문을 던졌다.
"나는 이 책의 저자로서 자격이 있는가?"

누군가는 이 책을 '0.1% 치과위생사의 성공 스토리 바이블'이라 평할지도 모르지만, 이 책의 저자의 일인으로서 나는 그만한 자격을 갖추고 있지 않다. 대신, 한 발짝씩 물러나야 했던 순간, 아무도 주목하지 않은 지루한 골짜기를 거닐면서 누군가에게 작은 울림과 용기를 전할 수 있다면 그 자체가 가치가 있다. 새로운 용기의 싹은 오늘의 두려움과 서투름 속에서도 트고 있으며, 그 싹은 앞으로 희망이라는 꽃으로 채워질 것이다.

학창시절, 작은 관심과 도전의 힘

　돌이켜보면, 학창시절 나는 특별히 두드러지지 않는 학생이었다. 특별히 뛰어나지도, 눈에 띄게 부족하지도 않은, 그저 학교라는 울타리 안에서 나는 조용히 주어진 과제를 수행하며 지냈고, 수업 시간에도 눈에 띄지 않게 앉아 있었다. 이러한 평범함 속에서 나에게 특별한 길을 걷게 한 것은 어느 교수님이 보여주신 진심 어린 배려와 사랑이었다.

　그 배려와 사랑은 내가 특별하거나 두드러진 가능성이 있었기 때문은 아니었다. 왜냐하면, 나에게는 두드러진 가능성이 없었기 때문이다. 스승이 제자를 진심으로 아끼는 마음에서 비롯된 것이었다. 그 마음은 작은 씨앗처럼 내 안에 자리 잡아, 학창시절과 이후의 모든 선택과 행동의 밑거름이 되었다. 그 교수님은 때로는 엄격하게 꾸짖고, 때로는 날카로운 지적을 던졌지만, 그 모든 순간 속에서 나를 믿고 지켜주는 눈빛이 있었다. 덕분에 나는 내 자신이 부족하다고 느낄수록 사랑과 진심을 느낄 수 있었다.

　세월이 흘러 교수님은 은퇴하셨지만, 나는 학교 밖에서 여전히 스승님을 만난다. 그때마다 나는 학생 시절 느꼈던 따뜻함과 엄격함을 동시에 기억하며, 교수님의 기대와 방향을 완전히 따르지 못했더라도 여전히 나를 지켜봐 주시는 마음에 깊은 감사를 느낀다. 스승의 관심과 믿음 덕분에 나는 불안과 좌절 속에서도 한 걸음씩 성장할 수 있었고, 이제는 내 삶 속에서 다른 사람에게 관심과 격려를 전할 수 있는 힘으로 이어지고 있다.

졸업 후 나는 치과 임상 현장에서 치위생사의 길을 걸었다. 환자들과 직접 마주하며 느끼는 기쁨은 컸지만, 마음 한편에는 새로운 도전의 열망이 늘 자리하고 있었다. 가족과 스승님은 나의 선택을 지지해 주었기에 나는 두려움 속에서도 한 발 내딛을 용기를 얻을 수 있었다. 전공의 전환은 한편으로는 경력의 단절이기도 했으며, 안정된 삶의 포기이기도 했다.

다시 시작한 공부는 원하는 대학의 생명과학과 학사편입의 길로 나를 이끌었다. 생명과학자로서의 길은 참 낯설고 험난했다. 전공 지식의 기초가 부족한 상태에서 전공 심화 과목을 영어 강의로 이수해야 했고, 매주 주어진 과제에도 굉장한 집중력이 필요했다. 2시간의 수업이 진행되면 수업을 이해하기 위해 4시간이 필요했다. 나는 수업 내용을 이해하지 못하면 동기들에게 도움을 요청하며, '알아듣기 쉽게 설명해 달라'는 상냥한 협박을 하곤 했다. 덕분에 좋은 동기들과의 즐거운 학부 생활을 이어 나갈 수 있었다.

전공의 커리큘럼 과정을 순차적으로 이수한 것이 아니었기 때문에 필수 중요 개념을 추적하는 식의 공부를 했어야 했고, 이러한 공부방식은 당시에는 공부의 흐름이 매번 끊기는 어려움이 있었지만, 대학원에서의 석사 박사의 연구진행에 있어서 큰 도움이 되었다.

순탄하지만은 않은 학부 과정을 무사히 마무리하고 대학원 과정을 밟게 되었다. 대학원에서 BK 21 장학생 제도로 전일제로 공부하는 과정이었다. 한국에서 과학분야의 석사 박사 학위 연구자들을 양성을 위한 지원제도이며 영어점수를 포함한 몇 가지의 조건을 가지고 연구의 일에 전념할 수 있도록 지원하는 제도이다. 나는 연세대학교 치과대학 구강병리학교실에서 세포와 유전자 암화의 과정의 생명현상들에 대하여 연구를 진행했다.

나는 특별히 암화 과정에서의 'cdk4와 hTERT'라는 유전자의 새로운 역할을 규명하는 연구를 수행하였다. 하지만 원래는 두 유전자의 역할을 밝히기 위해 시작된 연구는 아니었다. 암의 연구에 있어서 필수 재료가 되는 암화 전단계를 재현하는 세포를 구축하고 그 특성을 규명하는 것이 본래의 연구의 목적이었다. 하지만 연구실에서 원하는 암의 전단계 세포의 조건이란 암이 되지 않은 상황에서 세포가 죽지 않는 상태를 재현하는 것인데, 동물실험결과 암이 덥석 생겨버린 것이다.

처음에는 당혹스러웠다. 하지만 위와 같은 일은 실험실에서 무궁무진하게 일어난다. 처음에는 연구 전에 가졌던 가설을 만족시키기 위해 애를 썼다. 하지만 과학 분야에 있어서 이와 같은 노력은 무의미한 일이다. 빠르게 다른 가설을 설정하여 생명현상을 이해하는 것이 필요했다. 하루에 몇십 개가 되는 논문을 읽고 나의 연구에 적용하는 것이 고단하기도 했지만 난관을 넘어서는 모든 과정이 기뻤다.

박사과정을 시작하기 전, 나는 연구의 길이 고된 여정이라는 것을 알고 있었다. 석사과정의 연장선에서 더 깊고 좁은 길을 파고드는 것이 박사과정이라는 점에서, 당연히 수많은 어려움과 시행착오가 있을 것이라 각오했었다. 그러나 실제로 그 길 위에서 경험하게 된 사건들은 상상 이상의 무게로 다가왔다. 그중에서도 예상치 못한 결과와 마주한 순간들은 나를 절망으로 이끌기도 했지만, 동시에 연구자로서의 태도를 성숙하게 다져준 계기가 되었다.

특히 'hTERT 유전자' 연구 과정은 내 인내와 집중력을 극한까지 시험했다. 수많은 실험에서 예상치 못한 결과가 이어졌고, 때로는 밤을 새우며 데이터를 정리하고 논문을 탐독해야 했다. 동일한 유전자 패턴을 가진 세포가 각기 다른 종양성을 나타내는 현상을 처음 발견했을 때, 절망과 혼란이 밀려왔다. 실험 과정에 오류가 있었는지, 세포주 관리가 잘못된 것은 아닌지 수없이 점검했다. 그러나 반복 실험 끝에 결과가 일관되게 재현됨을 확인하며, 나는 새로운 가설을 설정하게 되었다. 같은 모세포에서 유래한 세포라 하더라도 해당작용의 조절 방식이 달라진 것이 종양 형성 능력에 큰 영향을 준 것임을 발견하게 된 것이다. 이는 기존의 연구에서 해당과정이 암의 침윤에 있어서 조절되는 하나의 기전을 밝히는 학문적인 의의와 함께, 나의 박사과정 연구를 성공적으로 마무리하게 해 준 소중한 결과였다.

박사과정은 단순히 논문을 쓰기 위한 과정이 아니라, 문제 앞에서 포기하지 않는 훈련의 장이었다. 지금 돌이켜보면, 그 시간은 '고전분투하는 추억'이라고 표현하는 것이 가장 어울릴 듯하다. '추억'이라고 하기에는 지나치게 고단했고, '고전분투'라고 하기에는 그 속에서 기쁘고 되뇌고 싶은 빛나는 순간도 있었기 때문이다. 서로 어울리지 않는 두 단어가 나의 그 시절을 가장 잘 설명해주는지도 모르겠다.

낮에는 세포에게 밥을
밤에는 우리 아이에게 우유병을

사실 나는 연구에만 몰두할 수 있는 상황에 있지 않았다. 연구실의 실험대 앞에서는 암화 과정을 탐구하며 세포와 씨름했지만, 연구실 밖에서의 나에게는 더 소중한 역할이 기다리고 있었다. 바로 가정과 갓난 아기의 엄마라는 책임이었다. 하루 종일 연구실에 있다가 늦게 돌아오면 아이를 씻기고 먹이고 재우는 일로 밤이 이어졌다. 새벽에도 두세 번씩 일어나 분유를 타서 아이의 입에 물려야 했고, 다시 잠이 들기도 전에 아침이 밝곤 했다. 실험의 실패와 예기치 못한 결과로 지친 날에도, 집으로 돌아오면 다시 어머니의 몫을 다해야 했다.

그런 생활은 분명 나를 지치게 했지만 역설적이게도 버거운 생활을 가능하게 하는 연결고리였다. 실험에서의 좌절은 집에서 아이의 존재로 위로를 받았고, 아이를 돌보며 생긴 피로는 다시 연구에 집중할 수 있는 원동력이 되어 주었다.

학위 과정을 마친 뒤, 나는 다른 선택의 기로에 섰다. 당연히 많은 이들은 학위 후 바로 직업전선에 뛰어들기를 기대했다. 하지만 나는 잠시 멈추어 서기로 했다. 그리고 육아에 전념하기로 선택했다. 누군가에게는 아쉬운 결정으로 보일 수 있겠지만, 나에게는 숙명 같은 일이었다. 어린 생명이 내 품에 안겨 있던 시기, 그 시간을 온전히 함께하는 것이 내 인생에서 더없이 중요한 과업이라고 느꼈기 때문이다.

이 선택이 처음에는 눈물이 나도록 힘들었다. 하지만 그 시절의 숙명적인 선택은 참 나를 고찰하는 중요한 시기였다. 연구의 길에서 배운 끈기와 집요함, 가정에서 배운 돌봄과 헌신은 서로를 비추며 나를 성장시켰다. 박사과정의 고전분투와 육아의 시간은 서로 다른 길이었지만, 결국은 하나의 인생을 이루는 두 축이었다. 그리고 그것이 내가 얻은 가장 값진 깨달음이다.

대학원을 졸업한 지 어느덧 10년의 세월이 흘렀다. 돌이켜보면 그동안 많은 변화가 있었지만, 최근 몇 년은 특히나 급격한 흐름을 실감하고 있다. 인공지능이 도래하고, 이를 활용하는 시대가 열리면서 나 또한 내 전공 분야 속에서 몸을 움츠리게 되는 순간이 많아졌다. 새로운 변화 앞에서 자연스럽게 조심스러워지고, 나의 자리를 다시 가늠해 보게 된 것이다. 작은 도약이라도 포기하지 않겠다는 마음을 다잡고, 그 에너지를 조금씩 구축해 가는 중이다.

현재 나의 삶은 여러 갈래의 역할 속에서 이어지고 있다. 대학 강단에서는 학생들과 마주하며 수업을 진행하고, 동시에 치위생학과 국가고시 대비를 위한 교재 집필과 강의를 병행하고 있다. 학생들이 국가시험이라는 큰 관문 앞에서 조금이라도 자신감을 가질 수 있도록 돕는 일은 나에게 보람이자 책임으로 다가온다.

요즘 들어 부쩍 느끼는 것은 나 역시 나이가 들어가고 있다는 사실이다. 학생들 앞에 서면 자꾸만 "라떼는 말이야"라는 표현이 무심결에 흘러나오곤 한다. 세대 차이를 느끼게 하는 순간이면서도, 한편으로는 세월의 흐름을 담담히 받아들이게 된다.

학교 밖에서 어르신들을 대상으로 노인 구강 건강 교육을 진행할 때면 또 다른 모습의 내가 나온다. 마치 딸처럼 재롱을 부리듯 웃고 떠드는 내 모습이 낯설게 느껴진다. 젊은 세대와 노년의 세대를 동시에 마주하며 다채로운 경험을 하면서 내가 알지 못했던 나를 발견하기도 한다.

이렇듯 강의와 교육, 연구와 집필을 이어가며 나의 일상을 살아가고 있지만 AI와 4차 산업혁명이라는 시대적 흐름을 대비하지 않을 수 없다. 인공지능이 가져올 변화와 치위생학과 보건의료 분야에 적용될 방향들을 예측하면서 막연함 속에 두려움을 갖기보다는 시대의 흐름 속의 나의 길을 모색하는 것이 현명할 것이다. 혁명적인 변화를 기대하기 보다 내가 걸어온 길을 기반으로 작은 발걸음을 이어가는 것. 그것이 지금의 나를 지탱하는 힘이며, 앞으로도 놓치지 말아야 할 나의 자세라 믿는다.

치과위생사로서의 길, 어머니로서의 길, 그리고 아내로서의 길은 늘 서로 충돌하거나 경쟁하는 것처럼 보일 때가 많았다. 학문과 연구, 임상과 교육의 현장에서 더 깊이 몰입하고 싶은 순간이 있었지만, 가정에서는 아이가 내 품에 안겨 있었고, 남편의 동반자로서의 역할이 필요했다. 어느 한쪽을 선택하면 다른 한쪽을 내려놓아야 하는 갈림길에 여러 번 섰다. 그때마다 마음은 흔들렸고, 때로는 '내가 제대로 하고 있는 걸까?'라는 질문을 스스로에게 던지곤 했다.

그러나 이제는 알 수 있다. 그 선택들이 단순히 '포기'가 아니었다는 것을. 하나님께서 허락하신 더 깊은 의미로의 걸음이었음을 고백할 수 있다. 가정과 아이를 돌보며 잠시 연구의 속도를 늦춘 것은, 하나님께서 내게 맡기신 더 소중한 사명을 감당하는 과정이었고, 학문적 성취의 길을 잠시 접어둔 것은, 언젠가 더 넓은 울림을 갖고 돌아오기 위한 준비의 시간이기도 했다.

짐 엘리엇의 말처럼, "영원한 것을 위해 영원하지 않은 것을 포기하는 자는 바보가 아니다." 이 문장이 내 삶의 선택의 기준을 설명해 주는 듯하다. 나는 커리어의 일부를 포기했고, 눈에 보이는 성취를 내려놓았다. 그러나 그 속에서 나는 가족이라는 보물을 얻었고, 신앙 안에서 흔들리지 않는 뿌리를 내릴 수 있었다. 또한 스승과 동료로부터 이어받은 지혜와 배움, 그리고 제자들에게 전할 수 있는 진실된 가치를 품을 수 있었다.

돌아보면, 포기는 손실이 아니라 더 큰 축복의 자리로 나아가기 위한 선택이었다. 치과위생사로서의 전문성과 어머니·아내로서의 헌신이 결코 따로 떨어진 것이 아니라, 서로 얽혀 내 삶을 더 풍성하게 만든 길이었다. 그래서 나는 지금도 확신한다. 내가 걸어온 길은 헛되지 않았으며, 앞으로의 걸음 또한 하나님의 인도하심 속에서 의미 있는 발자취가 될 것이라고.

나를 돌아보는 글쓰기,
다시 시작하는 나의 꿈?

　이번 저자로 참여하면서 나는 인생의 한가운데서 스스로를 돌아볼 수 있었다. 여전히 길 위에 있으며, 아직도 배우고 있는 과정에 있지만, 잠시 걸음을 멈추고 나를 바라보는 일은 쉽지 않은 기회였다. 나는 내가 걸어온 길을 평가해 보았고, 그 길 위에서 얻은 기쁨과 아픔을 돌아보며 앞으로의 발걸음을 더 지혜롭게 내딛고자 다짐할 수 있었다.

　삶은 언제나 멈추지 않고 흘러간다. 그 속에서 우리는 무엇을 붙잡고, 무엇을 놓아야 하는지 고민하게 된다. 나 역시 수많은 선택 앞에서 흔들렸고, 때로는 내려놓아야 할 것을 내려놓았다. 그러나 그 모든 과정이 단순한 후퇴가 아니라, 나를 더 단단하게 세우는 성장의 과정이었다는 것을 이제는 안다. 글을 쓰는 이 시간은 그 사실을 다시 확인하는 여정이기도 했다.

　그리고 나는 여전히 꿈을 꾸고 있다. 그 꿈은 단순히 성취를 향한 경쟁이 아니다. 누군가에게 인정받기 위해 몸부림치는 것도 아니다. 그것은 내가 받은 것을 나눌 수 있는 길, 내 이야기를 통해 누군가에게 작은 도전과 용기를 건넬 수 있는 가능성이다. 내가 쌓아온 경험과 신앙, 그리고 가정과 배움의 시간은 나 혼자만의 소유가 될 수 없다. 그것은 반드시 흘러가야 할 것이며, 누군가에게 닿아야 할 것이다.

만약 내 글이 한 사람의 마음에 작은 울림이 된다면, 그것으로 충분하다. 그 울림이 그 사람의 내일을 살아가는 힘이 되고, 더 나아가 또 다른 누군가에게 전달된다면, 그것은 내가 살아온 삶이 헛되지 않았음을 증명하는 일이 될 것이다. 그래서 나는 오늘도 꿈을 꾼다. 작지만 진실한 꿈, 영원한 것을 위해 영원하지 않은 것을 내려놓을 줄 아는 용기의 꿈, 그리고 나누는 삶을 통해 다시 채워지는 풍성함의 꿈이다. 그 길 위에서 나는 글을 쓰고, 배우고, 걸어가며 여전히 자라가고 있다.

내 이야기를 마무리하며, 나는 독자에게 조용히, 그러나 진심으로 고백하고 싶다. 우리는 모두 각자의 길 위에서 서로 다른 짐을 지고 살아간다. 그 길 위에서 마주하는 작은 위로와 용기, 그리고 도전이 서로를 지탱하고 있다는 사실을 잊지 않았으면 한다. 나의 글이 누군가에게 작지만 따뜻한 동행이 되어, 마음 한편에 희망과 용기를 심어 줄 수 있다면, 그것이야말로 내 삶이 가장 보람되고 빛나는 순간이 될 것이다.

슬기로운 실험실 생활 꿀팁 No. 5

1. 내가 세운 가설이 맞지 않는 것은 실패가 아니다.

실험 설계 전에는 가설 설정이 필수이다. 하지만 세운 가설대로 실험 결과가 나오는 경우는 극히 희박하거나 혹은 이미 선행연구로 투고되어 있을 가능성이 높다. 가설대로의 결과를 기대하기보다는 철저한 계획으로 객관적인 데이터를 오류 없이 수집하는 데 집중해야 한다. 그러면, 예상하지 못한 신선한 연구주제가 설정될 것이다.

2. 교수님과 소통은 연구 결과를 바탕으로 할 때 효율적이다.

학위 논문은 다른 논문과 다르게 교수님과의 소통이 아주 중요하다. 많은 경우는 교수님께서 설정하신 연구주제가 나의 의견과 상관없이 진행되기도 한다. 또 학위 과정 중에 계속해서 주제가 바뀌는 경우도 많다. 이 때, 위와 같은 일로 교수님과 감정적으로 대치되거나 위축되지 말아야 한다. 만약 내가 이끌어 나가는 연구와 교수님이 원하시는 연구가 상충되는 경우, 내가 가지고 있는 데이터를 근거로 교수님과 충분한 대화를 해 나가야 한다.

3. 동료의 관계는 협력적이어야 한다.

학부와 다르게 석사 박사 과정 중의 실험실에서 만나는 선후배 동료는 여러 이해 관계와 경쟁 관계에 놓이는 경우가 많다. 소수의 인원이 밀폐된 공간에서 자신이 맡은 업무를 수행해야 하는데, 공동의 장비, 시약 등을 사용하면서 관리해야 하기 때문이다. 실제로 사사로운 일로부터 큰 문제들이 발생하는 것을 심심치 않게 보게 된다. 따라서 공동의 규칙을 세부적으로 세우고, 최대한 준수해야 한다. 내가 후배라면 공동의 일을 수행하는 데 솔선수범을 해야 하고, 내가 선배의 위치라면 후배의 고충을 헤아리고 협력해야 한다.

4. 나만의 '실험 루틴'을 위한 시간을 확보해야 한다.

실험 설계는 한 번 정해지면 비슷한 패턴으로 진행되는 경우가 많다. 시약 준비, 장비 점검, 데이터 백업 등 반복되는 과정에서 소모되는 시간을 아끼려고 소홀히 하는 경우, 몇 배의 시간을 허비해 버리는 경우가 많다. 따라서 루틴을 위한 시간을 충분히 할애해야 한다. 특히 실험 일지를 꼼꼼히 작성하는 습관은 시간 절약에 큰 도움이 된다. 같은 실험을 같은 방법과 시약으로 진행했음에도 다른 결과가 나오는 경우가 생각보다 많다. 꼼꼼한 실험 일지의 기록은 이러한 소모적인 일들을 줄여주게 한다.

5. 나 자신도 프로젝트이다.

학위논문이라는 프로젝트를 성공적으로 이끌기 위해서는 나 자신도 관리해야 한다. 실험실에서는 매일매일 유효한 데이터들이 나와 주는 것이 아니다. 매일 해석이 되지 않는 데이터들이 혼란스럽게 할 때가 더 많다. 이 때를 실패로 보지 말고 데이터 도출의 과정으로 봐야 한다. 때로는 인생에 학위논문보다 더 중요한 일이 생길 수 있다. 근시안적인 시야에서 벗어나 내 인생의 최종 목표를 리마인드 하면서 자신이 감당할 수 있는 마라톤을 완주할 수 있도록 해야 한다.

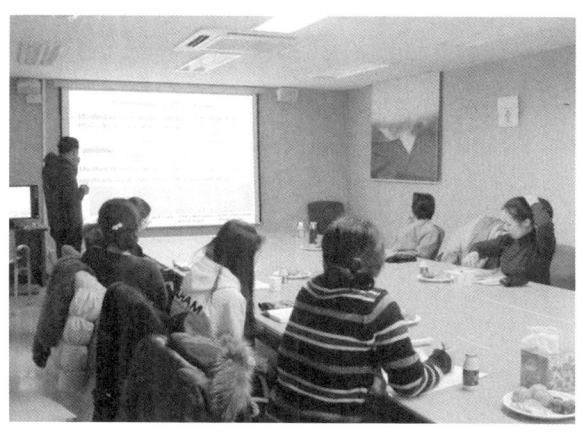

매주 진행되는 데이터 발표와 선행연구 발표

『최지원』

기회를 경험으로, 경험을
성장으로 확장하는 치과위생사

- 경력: 경동대학교 의료생명보건대학 치위생학부 교수,
  대한구강위생관리학회 편집위원장, 한국치위생과학회 재무이사,
  대한치과의료관리학회 재무이사, 대한진단검사치의학회 교육이사,
  대한구강세균관리협회 이사, 대한치과재료학회 평생회원 등
- 최종학력: 연세대학교 치과대학 치과생체재료공학 치의학박사
- 교육경력: 치위생(학)과 강의, 치과의료기기 및 구강재활 교육 등
- 관심 분야: 임상치위생학, 기초치위생학, 치과재료학, 치과의료기기, 국제표준,
  구강재활
- 자격 및 수료: Watanabe's Toothpick Method Course at Okayama University 수료
  Special Education Program, Hiroshima University 수료
  Overseas Dental Hygienist Training Course of Center for Dental Hygienists'
  Education and Training, Hiroshima University 수료
  Global Course on Host Activation Theory in Periodontal Disease Role of Dental
  Hygienists in Community Comprehensive Care Systems at Okayama University
  수료
  Professional Care of Enamel, Dentin, and Prosthetics Course, Kato Shoji 수료
  Guided Biofilm Therapy at Swiss Dental Academy Training Facility 수료 등
- SNS 주소: 인스타그램 | @den_jiwon
- 나를 한 문장으로 표현한다면?
  기회를 경험으로, 경험을 성장으로 확장하는 치과위생사
- 이 글이 전하고자 하는 핵심 메시지는?
  치과위생사의 길은 단순한 직업이 아니라, '기회를 경험으로, 경험을 성장으로 확장
  하는 배움의 여정'이다. 꿈을 향한 첫 걸음에서부터 임상과 연구, 그리고 교육의
  자리까지, 모든 순간은 또 다른 배움의 시작이었다. 가르친다는 것은 지식을 전달하는
  일이 아니라, 학생의 세계 안으로 들어가 함께 배우고 성장하는 일임을 깨닫는다.
  경험은 성공과 실패를 가리지 않고 모두 성장의 밑거름이 되며, 교육자는 그 기회를
  설계하고 이끌어주는 사람이다. 진정한 변화는 '가르침'이 아니라 '스스로 깨달음'에서
  비롯된다. 그래서 교육자는 멈추지 않고 배우며, 그 배움으로 학생들의 가능성을
  확장시키는 '조력자'가 되어야 한다. 결국, 치과위생사의 전문성은 기술이 아니라 '성장
  을 가능하게 하는 마음의 방향'에서 완성된다.

꿈을 향한 나의 첫 걸음

'치과위생사'라는 직업군을 알게 된 건 고등학교 1학년이었다. 정확히는 교정치료를 받던 중, 치과위생사 실장님께 설명을 듣던 순간이었다. 치과의사의 진료만큼이나 체계적이고 전문적으로 보였던 그 손길과 태도는 환자와 가장 가까이에서 소통하고, 치료의 전 과정을 이해하고 수행하는 전문가처럼 느껴졌다. 그 인상 깊은 경험은 내가 이 직업군에 대해 진지하게 관심을 갖게 된 출발점이었다.

그 후로 나는 오로지 치과위생사만을 목표로 삼았다. 다른 보건계열 학과에는 별다른 흥미를 느끼지 못했다. 나에게는 단순히 안정된 진로를 위한 선택이 아니라, 내가 원하는 삶의 방식과 맞닿아 있는 구체적인 방향이 필요했다. 이후 입학 사정관 전형으로 대학 진학을 준비하면서, 자연스럽게 나만의 이야기를 만들기 위해 다양한 활동들을 시작했다.

그 시기, 가장 인상 깊게 읽은 책이 있었다. 가천대학교 이길여 총장의 『간절히 꿈꾸고 뜨겁게 도전하라』였다. 이 책은 나에게 자서전 이상의 의미로 다가왔다. 누군가가 간절하게 품은 꿈을 위해 일생을 걸어 도전해 온 서사 속에서, 꿈을 꾸는 것과 경험을 중시하는 삶의 태도에 공감했고, 자연스럽게 '나도 이런 자세로 진로를 준비해 보고 싶다.'는 생각을 하게 되었다.

나의 목표는 더욱 명확해졌다. '치위생학과 진학' 그리고 그 안에서 경험할 수 있는 모든 활동들을 알고, 준비하고, 도전해 보고 싶었다. 진로 탐색 과정 중 대한치과위생사협회의 존재를 알게 되었고, 홈페이지를 방문해 그 안의 수많은 공지사항, 보도자료 등 활동 사례를 하나하나 살펴보기 시작했다. 그러던 중 '치위협보(現 덴톡)'라는 신문이 있다는 것을 알게 되었고, 나는 그 자료들의 대부분을 인쇄해 보기로 결심했다. 조금씩 출력해 나가던 문서들은 어느덧 600페이지가 넘었고, 결국 스프링 제본을 해 정리했다.

자료를 분석하면서 치과위생사가 사회 속에서 전문성을 발휘하는 보건인이라는 점을 깨달았고 다양한 활동을 통해 어떻게 성장하는지도 알게 되었다. 그중 가장 인상 깊었던 것은 '학생명예기자단'이었다. 전국의 치위생(학)과 학생들이 각 학과와 지역 소식을 기사로 전하며, 예비 치과위생사를 알리는 그 활동은 직업에 대한 애정과 사명을 실천하는 일처럼 보였다. 나는 그 활동에 마음을 빼앗겼고, 대학 면접에서 학생명예기자로 활동하고 싶다는 포부를 밝혔다. 면접관이 듣기에 다소 낯선 대답이었을지 몰라도 치위생학과에서 어떻게 성장할지 이미 준비하고 있었기 때문에 내 목표는 분명했고 그 진심은 통했다.

치위생학과에 차석으로 입학한 이후, 나는 학교생활에 잘 적응해 나갔다. 학생회, 학술 동아리, 봉사 동아리, 오케스트라 동아리 활동에 참여하며 공동체 경험을 쌓았고, 학술대회에도 적극적으로 참가하며 학문적 기반을 다져갔다. 처음 접하는 과목들이 어렵게 다가오기도 했지만, 내가 선택한 길이라는 확신이 있었기에 흔들림은 크지 않았다. 특히, 입학 후 열심히 활동한 결과 3월 '자기주도상'을 받게 되었다. 이 상은 나에게 앞으로의 미래에 대한 가능성을 열어주는 동기부여가 된 상이었다. 또한, 대학교 1학년 첫 여름방학 때 대한치과위생사협회 종합학술대회 및 KDHEX, 치과위생사의 날 행사에 참가하며 치과위생사의 위상을 알 수 있는 뜻깊은 순간도 가졌다.

학생명예기자단 지원 공고가 떴을 때 나는 고등학생 시절부터 꿈꿔왔던 활동이라는 점에서 더욱 진심을 담아 지원했고, 선발되었다는 소식을 들었을 때는 무척 감격스러웠다. 내가 진로를 선택했던 그 순간으로부터 이어져온 시간과 마음의 흐름이 결국 하나의 열매로 맺힌 느낌이었다.

학생명예기자단으로 활동하며 학교 소식을 정리해 협회에 송고하고, 행사 취재와 인터뷰, 콘텐츠 제작 등을 맡았다. 처음엔 서툴렀지만 점차 글쓰기와 자료 구성에 자신감이 붙었고, 내 기사가 치위협보에 실렸을 때 큰 소속감을 느꼈다. 이후 '학생명예기자 우수취재상'을 수상하며 학부생으로서 첫 대외적인 성취를 경험했다.

3학년 겨울방학에는 연세대학교 치과대학 치과생체재료공학교실의 특성화 프로그램에 참여해 실험 설계부터 분석까지 전 과정을 수행했다. 이 경험을 통해 치과위생사가 근거 기반의 전문가로 성장할 수 있음을 깨달았다. 짧은 기간이었지만, 교수님들과 멘토 선생님은 모든 과정에서 정말 진심을 다해 이끌어 주셨고, 그 덕분에 나는 이후 SCI(E)급 학술지에 논문을 게재할 수 있는 기회를 얻게 되었다. 내가 배운 것은 단지 실험 기술이 아니라, 끊임없이 탐색하고 도전하는 연구자의 태도였다.

그 당시 나는 '어떤 경험을 통해 조금 더 성장할 수 있을까?'를 항상 고민하며 움직였다. 물론 모든 경험이 성공만은 아니었고, 시행착오도 있었다. 하지만 분명한 것은, 그 모든 과정을 통해 나를 더 잘 알게 되었고, 내가 원하는 방향을 스스로 설계할 수 있게 되었다.

학부 4년이 지나갈 무렵, 많은 이들이 대학원 진학을 권했지만, 나는 임상 현장을 먼저 알아야 치의학의 실제와 그 한계를 몸으로 이해할 수 있다고 생각했다. 그래야만 내가 앞으로 연구자가 되었을 때, 임상에서 마주하는 문제를 정확하게 포착하고 설계할 수 있을 것이라 믿었기 때문이다.

대학교 4학년 때부터 종합병원급 이상 기관에 취업하기 위해 준비했고, 나의 다음 여정은 자연스럽게 임상현장으로 이어졌다.

배움으로 쌓은 나의 시간들

학교를 졸업하자마자 입사한 대학병원 첫 출근 날, 가운을 입고 병원 복도를 걸을 때의 설렘과 긴장은, 그 어떤 시작보다도 특별했다.

"졸업하자마자 채용된 건 처음 있는 일"이라며 축하와 격려를 들었을 때 나를 믿고 맡겨 주신 것이라는 사실이 무거운 책임감으로 다가왔다. 그 신뢰가 헛되지 않도록, 나는 단단한 마음가짐으로 현장에 발을 내디뎠다.

하지만 막상 임상에 들어가 보니, 현실은 달랐다. 경력이 없었던 나에게도 치위생과 실습생들의 실습 일지를 검토하고, 피드백을 제공하는 역할이 주어졌다. 내가 불과 얼마 전까지 그 자리에 있던 학생이었기에, 그들을 평가한다는 것이 낯설기도 하고, 부담스럽기도 했다. '내가 정말 무엇을 가르칠 수 있을까?' 내 지식과 경험이 충분하지 않다는 생각이 들었고, 솔직히 자신감도 부족했다. 그래서 나는 배우기로 결심했다. 이대로 있을 수는 없었다.

최신 트렌드를 접목한 임상 진료, 환자 상담, 건강보험, 사보험 등 대학에서는 깊이 다루지 못했던 다양한 실무 분야의 세미나에 발을 들이기 시작했다. 대학교 4년 동안 정말 열심히 공부했다고 생각했지만, 막상 현장에 서 보니 그건 단지 입구에 불과했다는 걸 알게 되었다. 내가 몰랐던 제조사들, 다양한 의료기기들의 세계가 너무나도 많았다.

그때 깨달은 게 있다. 바로 '아는 만큼 보인다'는 말의 진실함이었다. 학교에 있을 땐 나름 잘 알고 있다고 생각했던 것들이, 현장에서는 전혀 다르게 작동했다. '환자들에게 어떻게 감동을 선사할 수 있을까?', '사보험 청구는 어디까지 책임져야 하지?', '경영 마인드는 왜 중요한 걸까?' 같은 질문들이 매일 같이 내게 찾아왔다.

지금 생각하면, 그 시기는 좁은 우물 안에서 바깥세상을 처음 본 개구리의 시기였다. 세상이 이렇게 넓었구나. 그리고 이 넓은 세상은 그만큼 배움의 여지도 많다는 뜻이기도 했다. 그렇게 하나하나 배워가던 어느 날, 실습생이 조심스럽게 작은 편지를 내게 건넸다. 그 편지에는 "친절하게 알려주셔서 감사합니다."라는 문장이 쓰여 있었다. 내가 해준 피드백이 아주 대단한 건 아니었지만, 그 학생에게는 따뜻하게 다가간 태도와 함께 나누려는 진심이 의미 있게 전달되었던 것 같다.

그날 나는 스스로 다짐했다. '부끄러운 선배가 되지 말자.' 그리고 이 다짐은, 내가 교육자로서의 꿈을 구체화하는 데 중요한 전환점이 되었다.

임상에서의 업무를 이어가며 나는 대학원 진학이라는 또 다른 길을 준비했다. 영어 공부도 병행하면서, 연구자로서의 삶을 본격적으로 시작할 준비를 했다. 다행히 원하는 대학원에 진학하게 되었고, 나는 교수님과 함께 다양한 정부 과제에 참여하며 본격적으로 연구의 문을 두드리게 되었다.

대학원에서는 실험 설계부터 시작해 데이터를 수집하고, 통계로 분석하며, 고찰을 통해 논리를 정리하는 과정을 한층 더 체계적이고 깊이 있게 수행해야 했다. 그 시절, 주임교수님께서 초등학교 6학년의 과학 참

고서를 읽어보라고 주신 게 아직도 기억에 남는다. 그만큼 기본, 즉 본질이 중요함을 강조하고 싶으셨던 것 같다. 연구는 고되고, 때로는 답이 보이지 않는 길 같았지만, 아직 세상에 존재하지 않던 새로운 지식을 만들어내는 일이라는 점에서 그 어떤 일보다도 보람 있었다.

논문을 완성하고, 그것이 공식적으로 학술지에 게재되었을 때, 나는 그 어떤 상보다도 큰 만족을 느꼈다. 논문은 평생 남는 기록이라는 것. 그 생각은 내게 학문을 계속 이어가야 할 이유를 심어주었다.

대학원 생활을 하며 해외 학술대회에도 참여하게 되었다. 국내 학회에서는 포스터 발표를 넘어서 구두 발표자로 나설 수 있었고, 해외에서는 Asia/Pacific 대표로 선정되어 수상하는 경험도 할 수 있었다. 한국연구재단의 신진과학자로 두 번이나 선정되어, 노벨상 수상자들과 함께하는 싱가포르 연구재단 프로그램에도 참여할 기회를 얻기도 했다. 국제치과연구학회 한국지부회의 Hatton Award, 대한치주연구소 우수학술상, 대한치과재료학회 학술발표상 등 하나둘 쌓여가는 성과들은 단지 결과의 증명 그 이상으로, 내가 잘하고 있다는 확신을 안겨주었다.

대학원에 학부생들이 특성화 프로그램을 위해 실험실을 찾는 일이 있었다. 나 역시 학부생 때 그 프로그램에 참여했던 사람으로서, 이번엔 그 학생들을 멘토로서 돕는 입장이 되었다. 연구 설계부터 실험 방법, 결과 정리까지. 부족한 나였지만 최선을 다해 학생들을 도왔다.

마지막 날, 학부생들이 A4 용지 가득 손 편지를 써서 코팅까지 해 선물로 주었다. 그 편지에는 "최지원 선생님은 정말 훌륭한 교수님이 되실 거예요."라는 문장과 함께, 나의 성대모사까지 연습했었다는 귀여운 고백도 적혀 있었다. 그 편지를 읽으며, 나는 큰 감동을 받았고, 그 순간이 야말로 '내가 교육자가 되어야 할 이유'를 다시 한번 확인한 시간이었다.

물론, 한 가지 아쉬움도 있었다. 기초치의학 연구에 몰입하다 보니, 치위생학의 최신 흐름에서는 다소 멀어졌다는 점이었다. 그래서 나는 다시 핸즈온 세미나와 치과위생사들의 모임에 참여하며, 치위생학 전공자로서의 균형 감각을 되찾고자 노력했다. '덴티폼'과 실제 환자의 구강 상태는 다를 수밖에 없지 않겠는가?

그래서 언젠가 교수가 된다면, 최신 임상 트렌드를 반영한 실무 중심의 교육을 통해 학생들이 졸업 후 현장에서 더 수월하게 적응할 수 있도록 돕겠다고 결심했다. 임상과 연구를 거쳐 쌓아온 경험의 층위들이, 모두 나의 교육 철학을 구성하는 중요한 기초가 되었다. 그리고 나는, 계속해서 배우고, 나누는 사람이 되고자 한다. 배움을 멈추지 않는 교육자. 그것이 내가 되고 싶은 교육하는 치과위생사의 모습이다.

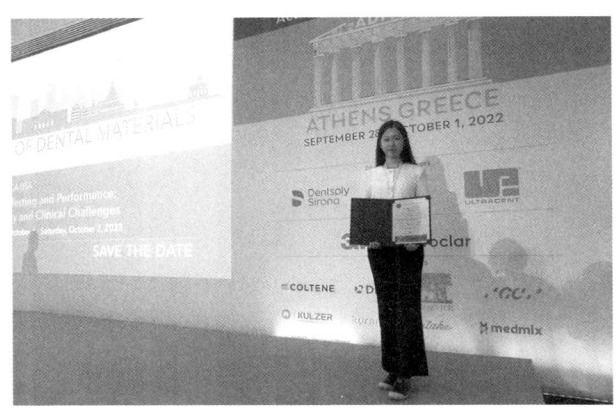

Academy of Dental Materials에서
수상한 사진(2022)

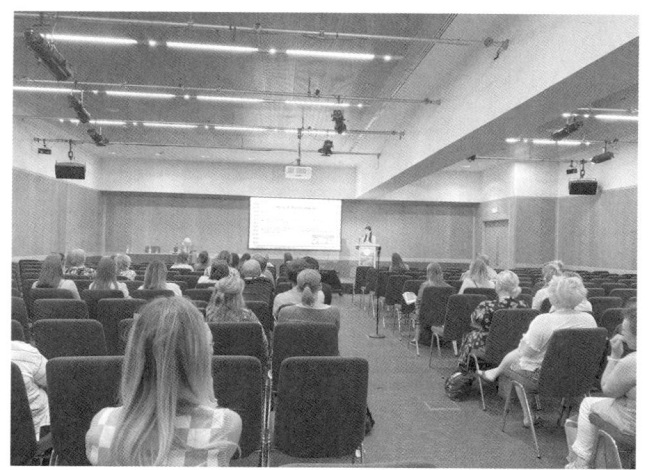

ISDH에서 발표한 사진(2022)

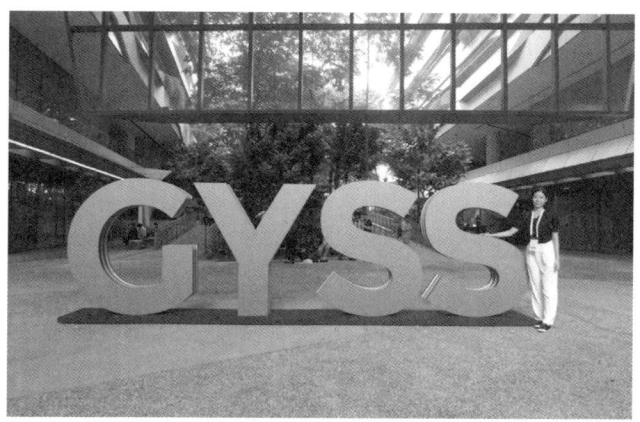

글로벌 젊은 과학자 선정 후 싱가포르 연수 사진(2023)

가르친다는 건, 다시 배우는 일이었다

　박사과정을 수료한 이후, 나는 드디어 대학 강의를 시작하게 되었다. 감사하게도 학부 지도 교수님께서는 시간을 선뜻 내주시어 내가 강의하는 모습을 보시고 언어적 요소뿐만 아니라 다양한 비언어적 요소에 대한 피드백을 복합적으로 해주셨다. 외래교수로서의 첫 강의는 생각했던 것보다 훨씬 더 긴장되고, 부담되는 일이었다. 그동안 학문적 배경을 다지고 연구와 실험을 이어왔던 내가, 이제는 누군가에게 지식을 전하는 사람이 되었다는 사실 자체가 낯설게 다가왔다.

　강단에 서는 순간부터 나는 다시 배우는 사람처럼 느껴졌다. 물론 내 전공 분야에 대한 자신감은 있었지만, '이걸 어떻게 학생에게 설명해야 할까?', '이걸 가르치는 순간 학생은 어떤 반응을 보일까?' 같은 사소하지만 결정적인 고민들이 늘 따라다녔다.

　강의자로서 책임감을 갖게 되니, 자연스럽게 학회나 협회에 참석하는 횟수도 늘어났다. 그리고 그에 따라 관련 세미나 참석을 위한 지출도 많아졌지만, 한 번도 아깝다고 느껴본 적은 없었다. 해외 심포지엄 참석도 내게는 중요한 학습의 기회였다. 2019년 호주에서 열린 국제치위생심포지엄(ISDH 2019), 그리고 2022년 아일랜드에서 개최된 ISDH 2022에서는 직접 구연 발표자로 참석하며, 국제 무대에서 지식과 의견을 나눌 수 있는 기회를 가졌다. 그러한 경험들은 단지 발표 경험을 넘어서, '세계는 지금 무엇을 말하고 있나'를 실감하게 만든 귀중한 시간이기도 했다.

학회 외에도, 현장성과 교육성을 동시에 갖추기 위해 자격증 취득에도 힘썼다. 치과건강보험청구사 2급, 치과감염관리사 1급, CS강사 1급, 이미지메이킹스피치 1급, 병원서비스총괄매니저 1급 등 다양한 분야의 자격증을 취득하면서 보다 정확한 정보와 현실 기반의 지식을 전달할 수 있도록 노력했다.

하지만 강의는, 지식만으로는 절대 완성되지 않았다. 내가 알고 있는 지식을 논리적으로 잘 설명하면 충분할 것이라 생각했지만, 현실은 달랐다. 내가 너무 잘 아는 내용일수록, 학생의 입장에서 그 내용을 어떻게 처음 받아들일지 상상하기 어려웠다.

특히 최신 트렌드나 다양한 제조사의 제품들, 내가 보기엔 유용한 정보라도 학생들에게는 국가시험과 연결되지 않는 정보로 혼란을 줄 수도 있었다. '이게 과연 학생에게 득일까 실일까?' 이런 고민은 강의 준비를 할 때마다 따라다녔다.

처음 강단에 섰을 무렵, 나는 그야말로 열정 가득한 신임 교수였다. 내가 갖고 있는 것을 하나라도 더 알려주고 싶었고, 학생들에게, '와, 이 교수님은 정말 많이 알고 있구나.'라는 인상을 주고 싶기도 했다. 그래서 말도 빨라지고, 슬라이드도 많아졌고, 수업이 점점 밀도 높아지기 시작했다.

그런데 나중에 돌아보니, 그 열정이 학생들에게는 오히려 부담이 되었을 수도 있겠다는 생각이 들었다. 내가 너무 앞서갔던 건 아닐까. 학생들은 따라오기도 전에 숨이 찼을지도 모르겠다. 이런 현상을 '신임 교수 신드롬'이라고 부른다는 걸 나중에서야 알게 되었다. '나는 잘 가르치고 있어.'라는 확신이 오히려 학생 중심의 강의를 가리는 안개가 되었던 셈이다.

그때부터 나는 강의 그 자체보다도, '어떻게 가르칠 것인가'에 대해 고민하는 사람이 되기로 마음먹었다. 그래서 교수법과 관련된 도서들을 찾아 읽기 시작했다. 교육심리학, 학습자 중심 교육법, 플립 러닝, 피드백 구조화 등 수많은 교육 이론과 실제 사례들을 접하면서, 이제서야 진짜 '교수의 공부'가 시작되었다는 걸 느꼈다.

뿐만 아니라 교육학을 전공한 지인의 도움으로 전공 교재까지 받아, 교육학의 기초부터 차근차근 스스로 공부했다. '어떤 내용을 가르칠까'보다는, '이 학생이 이 내용을 어떻게 받아들이게 할까', '이 수업을 듣고 난 후 어떤 성장을 할 수 있을까'라는 시점으로 강의를 재구성해 보기 시작했다.

가장 큰 변화는 강의계획서를 작성하는 순간부터 느껴졌다. 예전에는 단순히 수업 주제를 나열하고 평가 방식을 설정하는 수준이었지만, 이제는 매 한 줄마다 학생의 학습 성과를 고려하고, 어떤 교수법을 적용해야 학습 효과가 극대화될지 끊임없이 고민하게 되었다.

물론 지금도 나는 시행착오를 겪고 있다. 어떤 날은 준비한 수업이 학생들에게 잘 전달되지 않아 속상하기도 하고, 어떤 날은 예상치 못한 학생들의 반응에 배우기도 한다. 하지만 그 모든 경험들이 지금도 나를 교육자로서 성장시키고 있다.

가르침은 학생의 세계 안으로 들어가 그 언어로 이야기하고, 그 눈높이로 서는 일이다. 그래서 나는 매번 강의실에 들어설 때마다 이렇게 다짐한다. "나는 가르치며 배우고, 배우며 성장한다."

새로운 여정, 더 큰 도전으로 나아가다

강의를 시작한 지 얼마 되지 않아, 비교적 이른 나이에 전임 교원으로의 새로운 출발을 맞이하게 되었다. 이전까지는 연구자, 외래교수, 임상가로서 각자의 역할을 독립적으로 수행해왔다면, 전임 임용 이후에는 그 모든 역할이 한꺼번에 요구되는 입장으로 바뀌었다. 임용 첫 학기, 교수학습센터로부터 '좋은 수업 나눔 최우수상'을 수상했을 때는 스스로도 믿기 어려웠다. 강의를 잘 하고 싶다는 일념으로 교수법 자료를 찾아 읽고, 세미나에서 배운 내용을 강의 설계에 적용했던 노력의 결과였다고 생각한다.

나는 치위생학뿐만 아니라 '디지털의료기기산업'과 관련된 부·복수전공 과목을 포함한 다양한 교과목을 맡게 되었고, 이론 수업뿐 아니라 PBL(Problem-Based Learning) 방식의 수업도 진행하게 되었다. 그때부터 교수법에 대해 가지고 있던 지식이 실제 강의 현장에서 어떻게 변주되어야 하는지 실전에서 부딪히는 순간들이 잦아졌다. 단순히 자료를 잘 정리해서 전달하는 것이 아니라, 학생 중심의 학습을 어떻게 유도하고, 능동적 사고를 어떻게 이끌어낼 것인가에 대한 숙제가 남았다.

마침 학교에서는 교수 역량 제고를 위한 다양한 지원 프로그램이 마련되어 있었다. 나는 신임 교원 통합 컨설팅을 신청해 강의에 대한 객관적인 피드백을 받았고, 타 기관의 PBL 전문 교육도 수료하며 생성 AI

시대에 맞는 강의법에 대해 학습할 수 있었다. 뿐만 아니라 동료 교수와 교수 스터디를 신청하여 주기적으로 스터디를 하는 시간을 가졌다. AI 기술이 교수학습 환경에 미치는 영향과, 그 흐름을 어떻게 교육에 적용할 수 있는지에 대해 배우는 시간은 내게 또 다른 배움의 방향을 제시해 주었다.

그러던 어느 날, 문득 떠오른 말이 있었다. 이전에 한 교수님께 "교수법 공부를 하고 있는데, 가르치는 게 생각보다 어렵고 많은 고민이 필요하다."라고 말씀드린 적이 있었다. 그 교수님께서는 이렇게 답하셨다. "교수는 가르치는 건 기본이다. 그 이외로 해야 할 게 많다." 그 말씀은 시간이 지날수록 점점 더 깊은 무게로 다가왔다.

전임교원이 된다는 것은. 연구와 강의, 학교 운영을 모두 아우르는 자리였다. 학교 조직의 일원으로서 다양한 책임을 지는 역할을 포함하고 있었다. 각종 학사 행정, 보고서 작성, 정부 사업 등 학교의 운영을 위한 행정적 업무가 존재했고, 나는 그 하나하나를 새로운 언어처럼 배워야 했다. 동시에, 내가 앞으로 오랜 시간 책임지고 이끌어야 할 학생들, 그리고 학교를 함께 운영해 나가는 구성원으로서의 무게도 함께 주어졌다.

이전까지는 한 가지 일에 집중하며 깊이 파고드는 삶을 살아왔다면, 이제는 멀티태스킹 능력이 필수인 생활이 되었다. 임상가로서의 나, 연구자로서의 나, 외래교수로서의 나, 그 모든 정체성이 이제는 하나의 소속 속에서 가지를 뻗으며 공존해야 했다. 이런 변화는 마치 더 높은 난이도의 게임에 진입한 기분이었다. 적응이 쉽지 않았지만, 나는 여전히 배움의 자세로 도전하는 삶을 선택했다. 포기하지 않고, 다시 경험하고, 또 성장하고자 했다.

그런 자세 덕분일까, 2024년 8월, 세계치과위생사연맹(IFDH)에서 신설한 Innovation Award의 첫 번째 수상자로 선정되었다는 연락을 받았다. 당시에는 실감이 나지 않았다. 한편으로 그 상은 나에게 그동안의 끊임 없는 시도들이 헛되지 않았다는 위로처럼 느껴졌다.

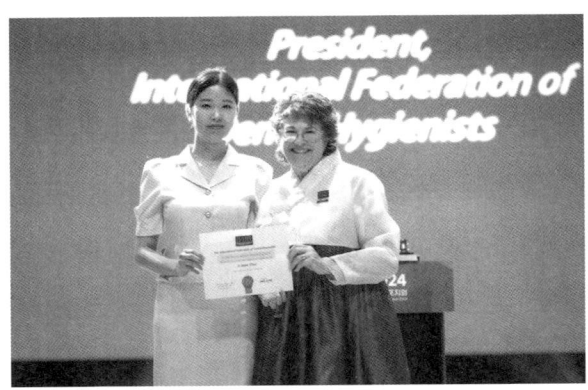

Innovation Award (IFDH, 2024) 수상 사진

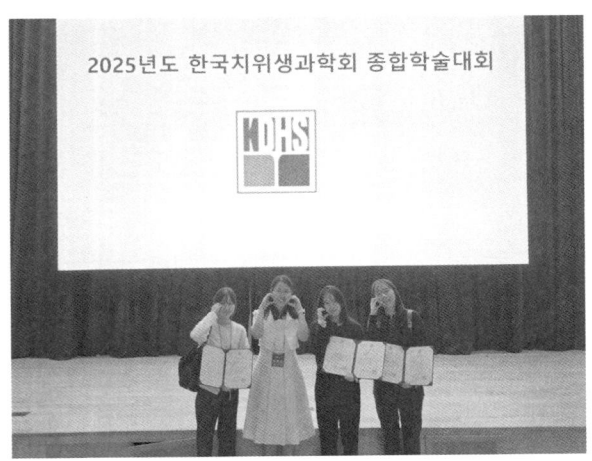

학술대회에서 학생들과 함께 수상한 사진(2025)

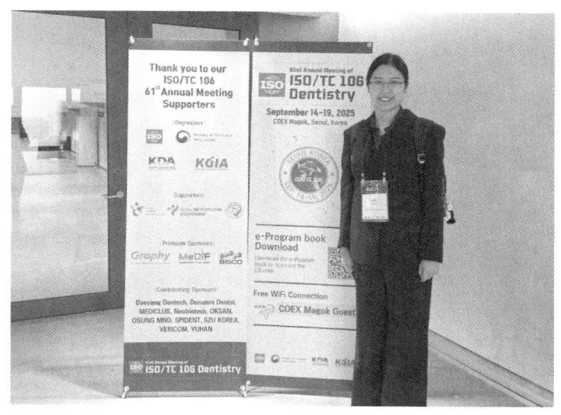

ISO/TC 106 서울총회참석 사진(2025)

또한 2025년에는 한국보건산업진흥원 연구과제에 선정되어 연구책임
자로 활발한 연구를 할 수 있는 기회를 얻었고, 연구에 관심이 있는 치
위생학과 학생들에게도 학생 연구자로서의 기회를 부여할 수 있었다. 지
식 전달을 넘어서 직접 경험할 수 있도록 이끄는 교수의 역할을 이렇게
체감하게 되었다. 비슷하게, 2024년 학부생과 함께 처음으로 연구를 진
행하여 통계 분석, 발표 준비 등을 하였다. 그리고 이 연구는 학술대회
에서 금상을 수상하게 되었다. 2025년에도 학술대회 및 QI 경진대회에
서 최우수상, 금상 그리고 은상이라는 쾌거를 이루었다. 학생들이 이러
한 여정을 통해 자신감과 인내심, 그리고 창의성과 문제해결력을 함양했
으면 좋겠다.

나는 인생이란 결국 끊임없는 경험의 연속이라고 믿는다. 경험의 분
야가 넓어질수록, 세상을 바라보는 시야도 넓어진다. 그 믿음은 내 삶의
가치관이 되었고, 동시에 교육자로서의 가치관으로 이어졌다.

내 교육의 중심은 언제나 다음의 문장에 담겨 있다. '기회를 만들어서 경험하고, 그 경험을 바탕으로 지속적인 성장을 하자.' 흔히들 '아는 것과 모르는 것은 다르다.'고 한다. 나는 이 문장을 이렇게 받아들인다. 알고 선택하는 것과, 몰라서 선택조차 못하는 것은 전혀 다른 이야기이다.

임상치과위생사의 업무는 진료 협조가 많은 부분을 차지하고 있지만 수많은 가능성과 확장성이 존재한다. 나는 학생들이 그 다양한 가능성에 대해 알 수 있도록 도와주고 싶다. 그리고 그 기회를 열어주기 위해, 나 자신은 언제나 배움을 멈추지 않는 사람으로 살아가고자 한다. 학생들이 진료실 너머의 세상을 볼 수 있도록, 교육자는 끊임없이 앞을 향해 나아가야 하니까.

작은 이정표가 될 수 있기를

　돌이켜보면, 나는 언제나 '경험을 통한 성장'이라는 큰 원칙 아래 살아왔다. 입학 사정관 전형을 준비하며 시작된 꿈은, 대학교에서의 다양한 활동과 대학원 연구, 그리고 임상 경험을 거쳐 교육자로서의 삶으로 이어졌다. 하지만 이 모든 과정이 끝이 아니라, 여전히 진행 중이라는 사실이 나를 더 겸허하게 만든다.

　전임교수로서의 시작은 내가 생각한 것보다 훨씬 더 많은 역할과 책임을 동반했다. 치위생학과 강의 준비는 기본이고, 부·복수전공 강의 준비, 학생 지도, 연구 수행, 행정까지 어느 하나 소홀히 할 수 없는 자리였다. 처음에는 '강의 잘하는 교수'가 목표였다면, 이제는 '학생들의 꿈을 함께 그려주는 사람'이 되고자 한다. 교수는 경험의 기회를 제공하고, 그것을 통해 학생들이 더 넓은 세상을 바라보도록 돕는 조력자이기도 하다.

　나는 아직도 많이 배우고 있는 신임 교수이지만, 그 부족함조차 성장의 가능성으로 삼고 있다. 진정성 있는 가르침과 따뜻한 동행이, 나의 교육자로서의 정체성이다. 이 자리를 빌려 나의 여정에 물심양면 많은 도움을 주신 학부 교수님, 대학원 교수님, 선배 교수님, 그리고 현 소속 기관에서 많은 것을 알려 주시고 계신 교수님들께 진심으로 감사드린다.

　나는 내가 만났던 스승들처럼, 제자들에게도 '영원히 잊히지 않는 존재'가 되고 싶다. 김춘수 시인의 시와 유사하게, '잊혀지지 않는 영원한 스승과 제자'가 되어, 학생들의 취업뿐만 아니라 '리포트 잘 작성하기'라던가 '발표 잘하는 방법' 같은 소소한 꿈들까지도 응원하고 싶다.

끝으로, '이 글을 써도 될까?'라는 고민을 참 많이 했다. 아직 신임 교원에 불과한 내가 '학교 교육' 파트에 글을 쓴다는 것이, 혹시라도 오랜 경험을 가진 교수님들께 누가 되지는 않을까 하는 마음이 컸기 때문이다. 그럼에도 용기를 내어 글을 쓰게 된 이유는, 나와 비슷한 길을 걷고 있는 교수를 꿈꾸는 예비 교육자분들이나 예비치과위생사 선생님들에게 나의 작지만 진솔한 경험이 조금이라도 실질적인 도움이 될 수 있기를 바랐기 때문이다.

외래교수 시절, 나는 박남기 교수님의 『최고의 교수법』을 읽으며 교수라는 직업이 단지 강의만이 전부가 아님을 처음 깨달았다. 그리고 7년 후, 교수법에 AI를 접목시킨 『생성 AI 시대 최고의 교수법』이라는 후속 저서를 통해 변화하는 시대에 맞는 교육의 흐름과 방향, 그리고 교수자의 노력을 다시금 배울 수 있었다. 그 책을 읽으며, '나는 아직 부족하지만, 언젠가는 내 이야기도 누군가에게 작은 이정표가 될 수 있을 것'이라는 생각이 들었고, 지금 이 글을 쓰는 것도 그런 의미에서의 '기록'과 '공유'의 일환이다. 박 교수님께서 강조하신 최고의 교수법 중 하나는 동료 강의의 청강이다.

"서로의 강의를 듣고, 경험을 나누며, 함께 성장하는 과정 속에서 진정한 교육의 힘이 자란다."

이 글 또한 그런 배움의 순환 안에서, 누군가에게 작은 영감과 용기가 되길 바란다.

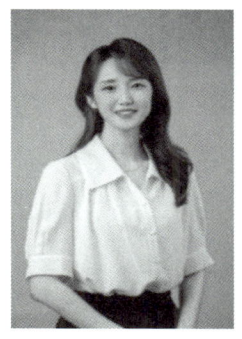

『김서연』
환자의 마음을 움직이는 상담,
진정성으로 확장된 나의 길

- 경력:
  현) 서울하윤치과 총괄실장
  현) 인파워병원컨설팅그룹 학술기획부 차장
  현) 인파워병원컨설팅그룹 3기 수석 강사
  현) 인파워병원컨설팅그룹 컨설팅사업부 컨설턴트
  전) 덴탈아리랑 CS 칼럼니스트
  전) 정성플러스치과 총괄실장
  −저소득층 청소년 · 노인 대상 지역사회 의료비 지원 CSR 프로젝트 기획 및 운영
- 최종학력: 경희대학교 경영대학원 의료경영학 석사 과정 중
- 교육경력: 치과시스템교육(전자차트시스템, CS, 전화 상담 등)
- 관심 분야: 예방교육, 의료복지, 치과 경영, CS, CRM, 치과 마케팅
- 자격 및 수료: 치과위생사 면허증, 치과코디네이터, 간호조무사, 치과건강보험
  청구사, CS 강사, 심리상담사 1급, 병원서비스매니저, 인사총무
  관리자, CPR자격증, 덴탈헬스데이터강사위촉(2023년)
- SNS 주소: 인스타그램 | @rdh_yeon / 이메일 | seoyoni1205@naver.com
- 나를 한 문장으로 표현한다면?
  Smiler = Smile + Leader "환자의 미소를 만들고, 병원을 성장시키는 리더"
- 이 글이 전하고자 하는 핵심 메시지는?
  이 글이 전하고자 하는 핵심 메시지는 단순하다.
  상담은 정보를 전달하는 과정이 아니라, 환자가 스스로 치료를 선택하도록 돕는
  과정이다. 환자의 불안과 망설임을 읽고, 필요한 순간 정확한 설명과 방향을
  제시하는 사람! 그 역할이 바로 치과위생사이자 상담자이다. 임상에서 환자의
  감정과 불안을 읽어내며 쌓아온 상담 경험은 지금은 비대면으로 진행하는 전화
  상담으로 이어졌고, 이는 다시 강의로까지 확장되었다. 이 글은 '무엇을 어떻게
  말할 것인가'를 정리한 기술서가 아니다. 환자의 마음을 움직이는 상담의 본질,
  그리고 그 상담이 나를 어떻게 성장시켜 왔는지를 기록한 글이다.

치과위생사의 길은 어디까지일까

　많은 사람들은 치과위생사의 일을 여전히 '진료 보조'로만 생각한다. 그러나 나는 임상에서 치과위생사의 길은 결코 거기에서 멈추지 않는다는 것을 매 순간 깨닫는다. 진료실에서 환자들의 불안을 살피고, 상담실에서는 환자의 마음을 움직여 치료로 이어지게 했으며 그 과정은 병원이 더 나은 진료 경험을 만들어 가는 데 중요한 역할이 되었다. 그리고 CSR 활동을 통해 한 사람의 삶의 질까지 변화시키는 순간을 경험한 뒤, 지금은 임상과 강의를 병행하며 그 배움과 경험을 더 많은 이들에게 전하고 있다.

　이 책은 내가 매 순간 치과위생사로서 환자를 진실 되게 마주하며 걸어온 길의 기록이다. 진료실, 상담실, CSR 활동 그리고 강의로 이어지기까지 그 안에서 마주한 수많은 경험과 나 자신의 고민을 담았다. 이 책을 읽는 치과위생사 선생님들과 함께 우리 직업의 새로운 가능성을 꿈꾼다.

진료실에서 시작된 나의 길

치위생학과를 졸업하고 국가고시 면허를 취득했을 때, 나는 누구보다 큰 포부를 안고 치과위생사의 길을 시작했다. 하지만 내가 기대했던 이상과 현실은 달랐다. 하루 종일 기구를 준비하고, 치과의사의 지시에 맞춰 움직이며 진료가 중단되지 않고, 자연스럽게 이어지도록 보조하는 일이 전부였다. 반복되는 일상 속에서 '치과위생사의 역할은 단순히 진료 보조에 불과한 걸까?'라는 회의가 밀려왔다. 언제부턴가 나는 점심시간과 퇴근시간만 기다리는 사람이 되어 있었다.

그러던 어느 날, 진료실의 환자들이 눈에 들어왔다. 체어에 앉아 어깨를 움츠린 채 마취주사를 기다리는 환자, 진단과 치료 방향에 대한 설명을 들었지만 이해하지 못한 채 억지로 고개를 끄덕이는 환자, 치료 전 두 손을 꼭 쥔 채 불안을 삼키는 환자. 그들의 표정과 손끝의 긴장을 보며 나는 깨달았다.

'나는 환자의 구강만 돌보는 사람이 아니라, 마음까지 살펴야 하는 사람이구나.'

아마 내가 환자의 마음을 세심하게 살필 수 있게 된 건 어린 시절 치과 치료의 무서웠던 경험 덕분일 것이다. 소아치과가 흔치 않았던 시절 나는 성인 치과에서 겁에 질린 채 울며 충치 치료를 받아야 했다. 윙윙거리는 기계음, 치과 특유의 냄새, 마취 주사의 따끔함이 주는 공포는 지금도 또렷이 기억난다.

그 두려움이 남아 있었기에, 나는 진료실에서 환자가 긴장한 작은 표정 하나에도 본능적으로 시선이 갔고, 먼저 그 마음을 이해하려 노력했다. 환자가 치과 치료에 대한 걱정이나 두려움을 말하거나, 행동으로 드러낼 때면 그 불안을 조금이라도 덜어주기 위해 조심스레 말을 건넸다.

웃지 못할 일화지만 어느 날 환자분께 "아프시면 왼손 드세요~"라고 말씀드리자 환자분이 울먹이며 "손 들어도 계속 하실 거잖아요~"라고 답하셨다. 그 순간 원장님도, 환자도, 나도 웃음을 터뜨렸고 모두의 긴장은 눈 녹듯 사라졌다. 그때 나는 환자가 원하는 것은 완벽한 설명이 아니라 진심이 담긴 솔직함이 주는 신뢰라는 걸 깨달았다.

그 후로 나는 환자들에게 어떤 상담에서도 솔직함을 잃지 않으려 했다. 임플란트 수술을 앞둔 환자가 "임플란트 수술할 때 많이 아픈가요?"라고 물으면 나는 이렇게 답했다.

"저도 임플란트 수술을 한 번 했는데 수술할 때는 마취가 돼 있어서 하나도 안 아팠어요. 그런데 마취하는 순간은 아주 잠깐 따끔하더라구요. 마취가 풀리면 조금 욱신거릴 수 있지만 수술 당일만 잘 넘기시면 치료받기 전보다 훨씬 편해지실 거예요. 저희가 곁에서 함께 도와드릴 테니 걱정하지 마세요."

내 경험에서 나온 솔직한 말은 환자의 두려움을 줄이고 치료를 선택할 용기를 키워주었다. 내가 직접 경험하지 못한 부분은 환자들의 목소리로 대신했다. 사랑니가 없는 나는 사랑니 발치 경험이 없다. 그래서 소독하러 온 환자들이 "생각보다 사랑니 빼는 거 아프지 않고 괜찮았어요.", "오히려 빼고 나니 속이 시원하네요."라고 말하던 순간들을 기억해두었다가, 비슷한 걱정을 하는 환자에게 그대로 전해주곤 했다. 한 환자의 경험담은 다른 환자에게 안심이 되었고, 그 솔직한 이야기는 그 진심은 공감과 신뢰로 자연스럽게 이어졌다.

돌이켜보면 진료실에서의 시간은 단순한 '진료 보조'가 아니었다. 그건 환자의 마음을 읽고, 불안을 품어주며, 신뢰를 쌓아, 치료의 용기를 이끌어내는 훈련이었다. 이 경험이 쌓여 상담실에서는 환자의 결심을 이끌어내고 전화상담에서는 얼굴이 보이지 않는 환자의 마음을 읽어내는 감각이 되었다. 그리고 강의 현장에서는 수강생의 반응을 이끌어내는 밑거름이 되었다.

환자의 마음을 움직이는 상담은 병원을 성장시키는 힘

진료실에서 환자의 작은 신호를 읽고 불안을 덜어주던 경험은 상담실에서 더 큰 의미로 확장되었다. 진료실이 치료가 이어지는 공간이라면 상담실은 환자가 치료를 스스로 결심하는 공간이다. 물론, 상담에는 반드시 필요한 이론과 화법 기술이 존재한다. 하지만 나는 그 기술을 익히기 전에 '환자의 감정을 파악하는 능력'을 먼저 키우는 법을 강조한다. 마음이 움직여야만 어떤 화법도 진정성 있는 기술이 될 수 있기 때문이다.

이 글을 끝까지 읽는 선생님들은 마음을 읽는 통찰력이 어떻게 실제 환자의 치료 결심과 병원 성장이라는 결과로 이어지는지를 명확하게 알게 될 것이다. 진정한 상담은 설명이 아닌 마음을 움직이는 소통에서 시작된다. 진심이 담긴 신뢰와 상담자인 나의 전문성이 함께 전해질 때, 그 상담은 환자에게는 안심이 되고 병원에는 신뢰의 씨앗이 된다.

상담실에서 만난 환자들이 가장 많이 표현하는 어려움은 크게 세 가지였다. 치과 치료에 대한 공포감, 병원과 의료진에 대한 신뢰, 그리고 비용에 대한 부담이었다. 하지만 이들은 따로 떨어진 것이 아니라 서로 얽히고 겹치며 환자의 마음속에서 복잡하게 작용했다.

어떤 환자는 상담실에 들어서는 순간부터 눈빛이 흔들리고 손끝이 떨리며 목소리마저 굳어 있었다. 나는 "많이 걱정되시죠? 그래도 오늘 이 자리에 용기 내어 오신 것만으로도 절반은 해내신 거예요."라고 짧게 말하며 마음을 먼저 인정해 드렸다. 그 순간 환자의 어깨가 조금 내려앉고 무엇이 치과 치료를 두렵게 했는지 속마음을 털어놓기 시작했다. 치과 기계음, 마취 주사의 따끔함, 눈을 가리면 더 커지는 불안, 치과 특유의 냄새, 치료 중 물이 많이 나오는 상황 등 원인은 다양했다. 나는 이 두려움을 줄여드리기 위해 소리에 민감한 환자는 VIP 진료실에서 진료를 도와드렸고, 마취에 예민한 환자는 원장님과 상의해 마취 단계를 나누거나 횟수를 줄여 통증을 최소화했다.

이렇게 상담자가 환자의 불안과 공포를 함께 살피며 진심으로 다가갈 때 환자의 긴장은 조금씩 풀리고 치료에 대한 의지는 서서히 피어났다. 하지만 공포를 줄여도 또 다른 고민은 남았다. 바로 병원과 의료진에 대한 신뢰가 문제였다. 환자들은 "정말 내 치아를 믿고 맡길 수 있는 치과일까?"라는 의문을 마음속으로 품고 있었다.

나는 이런 불안을 덜어드리기 위해 원장님의 의료 기술을 직접 칭찬하기보다는 실제 임상 사진이나 치료 사례 같은 객관적인 자료를 보여드렸다. 그리고 "어떤 직원이 자기 원장님 실력이 부족하다고 하겠어요? 하지만 저희 원장님은 환자분에 대한 책임감이 정말 남다르세요. 치료가 끝난 후에도, 관리가 필요한 치아나 치료 부위는 꼭 다시 확인해 주십니다. 정기검진 일정까지 직접 챙기세요. 정말 이 부분만큼은 자신 있게 말씀드릴 수 있어요!" 나의 솔직하고 꾸밈없는 태도, 확신이 담긴 말투는 오히려 환자에게 더 큰 신뢰로 다가갔다.

그리고 상담실에서 많은 환자들이 결국 털어놓는 말은 "치아가 너무 아픈데 비용이 걱정돼요."였다. 이럴 때 나는 '지금 반드시 필요한 치료'와, '조금 미뤄도 괜찮은 치료'로 구분해서 설명했다. 예를 들어 발치한 부위에 임플란트가 최선이라 하더라도 경제적 여건이 어렵다면 원장님과 상의해 플리퍼(Flipper, 임시치아) 같은 대안을 제시했다. 환자가 통증에서 벗어나고 치아의 외형을 회복해, 일상에서 자신감을 되찾을 수 있도록 돕는 것이 진짜 상담이라 생각했다.

이처럼 환자의 공포, 신뢰, 비용이라는 문제들은 상담실에서 서로 얽히며 드러났다. 상담을 오래 하다 보면 '상담을 잘한다'는 말이 단순히 설명을 잘하거나 말을 잘한다는 뜻이 아니라는 걸 깨닫게 된다. 나는 상담을 '설득'이 아니라 '이해'라고 생각한다.

그래서 내 상담의 시작은 언제나 말이 아니라 '관찰'이었다. 환자의 표정, 손끝, 숨소리 같은 미세한 변화를 먼저 읽어내며 그 마음을 짐작하고, 그 감정에 맞춰 대화를 이어갔다. 이렇게 감정을 기반으로 한 상담은 설명보다 오래 기억되고 때로는 단 한마디의 공감이 어떤 긴 설명보다 환자의 마음을 움직였다. 그 안에서 나는 환자의 이야기를 듣고 공감했다. 감정을 대신 말로 풀어주며, 그 마음이 행동으로 이어지도록 함께 최선의 선택지를 고민했다.

진정성이 담긴 상담은 단순한 진단과 치료 계획에 대한 설명을 넘어 감동으로 이어졌다. 그 감동은 환자와 병원을 이어주는 장기적인 신뢰의 고리가 되었다. 돌이켜보면 상담은 단순히 정보를 전달하는 일이 아니라 환자의 마음을 읽고, 그 감정을 인정하며, 행동으로 이어질 선택지를 함께 찾아가는 과정이었다. 이 세 가지가 하나로 모였을 때 비로소 환자의 결심이 생겼고 병원은 성장할 수 있었다.

이 경험은 곧 비대면 상담인 전화상담으로 확장되었다. 얼굴이 보이지 않는 전화상담에서는 환자의 목소리 높낮이, 단어의 선택, 잠깐의 침묵까지 모두 신호가 된다. 환자는 단 몇 초 만에 '이 병원이 신뢰할 수 있는 곳인지', '이 상담자가 전문성을 갖춘 사람인지'를 판단한다. 그래서 전화상담은 단순한 안내를 넘어 병원의 첫인상을 결정하고 상담자의 전문성을 보여주는 또 다른 공간이다.

예를 들어 "충치가 있는 거 같아서 치료해야 할 것 같은데 혹시 레진으로 때우는 비용은 얼마예요~?"라고 문의했을 때 "레진으로 때우는 비용은 10만 원~15만 원 정도예요."라는 설명만으로는 환자의 마음을 얻기 어렵다. 대신 "충치가 있어도 상황에 따라 지켜보는 경우도 있고, 때우는 종류도 다양해요. 너무 걱정하지 마시고 일단 내원하셔서 진료받아보시는 걸 추천 드려요. 예약 도와드릴까요?"라고 말한다. 환자는 직접 말하지 않았지만 질문 속에는 치료에 대한 두려움과 비용에 대한 부담이 숨어 있다. 그 마음을 먼저 읽고 감정적으로 안심시켜 드릴 때 진료예약으로 이어졌다.

공감과 확신이 담긴 목소리가 전해질 때 환자는 상담자를 전문가로 느끼고 병원에 대한 신뢰도 함께 높아진다. 그래서 나는 지금 강의에서도 설명을 잘하는 것보다 상대의 마음을 읽고 끌어내는 것이 상담의 본질이라고 늘 강조한다. 강의에서는 나의 경험을 들려주기도 하고, 수강생들에게 상황을 던져 스스로 답해보게 한다. 그 과정을 통해 중요한 것은 '어떻게 말할 것인가'가 아니라 '상대의 마음을 어떻게 움직일 것인가'라는 사실을 깨닫게 된다.

결국 상담은 환자의 마음을 여는 힘이 되었고, 강의에서는 수강생의 마음을 끌어내는 힘으로 확장되었다. 이것이 내가 걸어온 길이고 환자와 병원 그리고 수강생을 변화시키는 힘이다.

돌이켜보면 '나의 상담'이 특별했던 이유는 화려한 말이나 기술이 아니었다. 나는 환자에게 무엇을 말할까보다 환자가 어떤 감정을 느낄까를 먼저 고민했다. 그래서 상담의 핵심을 '설명'이 아닌 '공감'에 두었다. 이것이 내가 다른 상담자들과 구별되는 나만의 방식이다.

상담에서 시작된 CSR 활동, 그리고 그 이상의 가치

상담은 환자의 마음을 열어 치료를 결심하게 하는 힘이었다. 하지만 상담실에서 마주하는 현실은 단순히 치료 여부를 넘어서는 경우가 많았다. 치료가 꼭 필요하지만 경제적 사정 때문에 시작조차 하지 못하는 환자들을 자주 만나야 했기 때문이다. 그럴 때마다 나는 치과위생사로서 마음이 무거웠다. '도와드리고 싶지만 어디까지가 나의 역할일까?'라는 생각이 머릿속을 떠나지 않았다.

그러던 어느 날, 그 고민의 답을 주신 분이 있었다. 그 출발점이 된 분은 중학생 두 아들을 홀로 키우는 어머니였다. 치아 상태가 전악 발치 후 임플란트 또는 틀니 치료를 해야 했지만 형편상 임플란트는커녕 틀니 치료조차 받기 어려운 상황이었다. 처음 내원했을 때는 진단만 받고 돌아가셨다. 며칠 뒤 "엄마가 더 이상 아프지 않게 해드리고 싶어요. 같이 고기도 먹고 싶어요"라고 말했다며 두 아들이 모은 돼지저금통을 들고 오셨다. 아이들이 그동안 모은 돈은 32만 원이었다. 하지만 현실적인 치료비를 듣는 순간 어머니는 눈물을 흘리셨다. 치료비가 부족해서 치료를 받지 못한다는 사실 때문이 아니었다. 아이들이 모은 돈으로도 엄마를 도울 수 없다는 사실에, 아이들이 실망할까 봐 마음이 아프다고 하셨다.

그 순간, 나는 가만히 있을 수 없었다. 바로 행정기관에 연락해 환자의 실제 경제 상황을 확인해 달라고 요청했다. 서류상 기준에는 해당되지 않아 지원이 어렵다는 답을 들었지만, 담당자가 직접 가정을 방문한 결과 천장에서 물이 새는 낡은 집과 열악한 생활 환경이 드러났다. 서류에는 드러나지 않았지만 분명 의료 사각지대에 놓인 분이었다.

나는 이 사실을 대표원장님께 말씀드리며 이렇게 제안했다. "원장님, 우리 치과가 조금 힘들더라도 이런 환자분을 도와야 하지 않을까요? 지금은 개원 초기라 경영 상황이 어렵지만 이런 선택이 결국 병원의 신뢰와 이미지를 만드는 길이 될 거예요." 처음엔 경영상의 이유로 망설이셨던 원장님도 환자의 실제 상황과 두 아들의 사연을 듣고 결국 마음을 열어주셨다.

그렇게 이 환자를 시작으로 우리 병원의 CSR(기업의 사회적 책임, Corporate Social Responsibility) 활동이 공식적으로 시작됐다. 병원은 환자의 치료를 지원하여 틀니를 제작해 드렸고 행정기관에서도 재심사를 통해 나라의 지원을 받을 수 있도록 도왔다. 치료가 끝난 뒤 환자는 "이제는 틀니로 고기도 먹고 김치도 씹을 수 있어요. 정말 감사합니다."라며 환하게 웃으셨다. 그 미소를 보며 나는 상담은 환자의 치료 동의율을 높이는 자리가 아니라 환자의 삶을 지켜내고 회복시키는 과정이라고 확신했다.

이후 병원은 CSR 활동을 체계화했다. 행정기관과 연계하여 상·하반기마다 청소년 1명과 노인 1명에게 치료비 일부를 지원하는 시스템을 마련했다. 이를 통해 매년 총 4명의 환자가 실질적인 치료 혜택을 받을 수 있게 되었다. 함께 근무하는 동료들 역시 "우리는 단순히 진료만 하는 사람이 아니라, 누군가의 인생을 바꾸는 일을 하고 있다."라는 자부심을 갖게 되었다. 이는 병원 문화 전체를 바꾸는 계기가 되었다. 결국 이러한 활동은 지역사회에서도 인정받아 병원은 부천시장 감사패를 수상했다.

CSR 활동 경험은 내게도 큰 의미를 남겼다. 상담이 환자의 결심을 이끌어내는 힘이라면 CSR 활동은 환자의 삶과 공동체를 함께 변화시키는 힘이었다. 그리고 그 경험은 자연스럽게 나의 강의 철학으로 이어졌다. 나는 단순히 강의하는 사람이 아니라, 수강생이 '환자의 삶을 바꾸는 힘을 가진 사람'임을 스스로 깨닫게 하는 사람이 되고 싶었다.

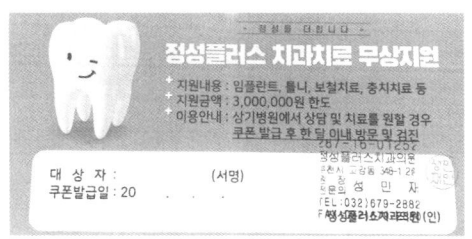

취약계층 치과치료 무상지원 쿠폰

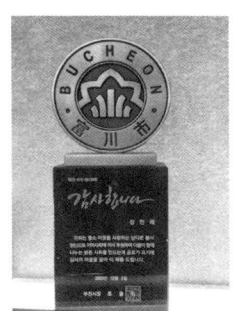

지역사회 공헌으로 수상한
부천시장 감사패(2023)

강사로 서기까지 그리고 그 이후

상담을 통해 환자의 마음을 움직이고 CSR 활동을 통해 환자의 삶을 바꾸는 경험을 하면서 병원은 눈에 띄게 성장해 갔다. 환자와 병원이 함께 신뢰를 쌓을 때 성장은 자연스럽게 따라온다는 것을 확인할 수 있었다. 그러나 마음 한편에서는 또 다른 질문이 떠올랐다. "우리는 정말 잘하고 있는 걸까? 우리가 보는 병원의 모습과 환자가 느끼는 모습은 같을까?" 내 눈과 동료들의 시선만으로는 병원을 객관적으로 바라보는 데 한계가 있었다.

그래서 외부의 시선이 필요하다고 판단했고 교육기관에 CS 강의를 요청했다. 단순히 교육을 듣기 위함이 아니라 우리 병원을 낯선 시선으로 바라보고 진짜 개선점을 찾고 싶었던 것이다. 그 과정에서 교육원에서 미스터리 쇼퍼(Mystery Shopper)를 파견했다. 미스터리 쇼퍼는 환자로 위장해 접수부터 진료, 상담, 수납까지 전 과정을 체험했고 마지막에 상담실에서 나와 마주했다. 나는 평소처럼 환자의 망설임을 듣고 공감하며 치료 결심을 이끌어냈다.

그 상담은 미스터리 쇼퍼에게 깊은 인상을 남겼고 이후 교육기관 대표님에게까지 전달되었다. CS 강의가 끝난 뒤 교육기관 대표님께서 "김서연 실장님, 임상에서 쌓아온 경험을 강의로 나누어 보지 않겠어요? 마침 이번에 저희 교육기관에서 강사 과정이 열리는데 함께해 주시면 좋을 것 같아요."라고 말씀하셨다. 하지만 그 당시 아이들이 겨우 두 살이었기에 바로 도전할 수 없었고 강사의 길은 잠시 멈춰야 했다.

그 후로 2년이라는 시간이 흐르고 "이제는 아이들이 제법 컸으니 강사의 길에 도전해 보실 수 있지 않겠습니까?"라며 다시 대표님께서 연락을 주셨다. 그 순간 나는 더 이상 미루지 않기로 했다. 세미나를 제대로 들어본 경험조차 없었지만 도전하지 않으면 영영 후회할 것 같았다.

첫 강의의 기억은 지금도 선명하다. 환자 상담에는 누구보다 자신 있었지만 강의실은 전혀 다른 공간이었다. 수강생들의 시선이 내 어깨를 눌렀다. "내가 과연 강사로서 전문적으로 보일까? 부족하다고 생각하면 어떡하지?" 불안이 끊임없이 따라다녔고 그 불안은 조급함으로 이어졌다. 전문성을 보여주고 싶다는 마음에 화려한 용어와 지식을 쏟아냈지만 수강생들의 표정은 점점 멀어졌다. 내가 하는 말이 그들의 마음에 닿지 않는다는 걸 느낄 때 목소리는 더 빨라지고 강의는 더 산만해졌다. 결국 강의가 끝난 뒤 남은 건 무거움과 아쉬움뿐이었다.

그러나 그 실패는 나를 멈추게 하지 않았고 오히려 출발점이 되었다. 나는 선배 강사들의 온·오프라인 강의를 찾아 듣기 시작했다. 강의가 끝나면 어떤 방식으로 수강생들의 반응을 끌어냈는지 꼼꼼히 기록했다. 또 교육기관 대표님, 선배 강사들이 추천하는 책과 내 강의와 관련된 책은 가리지 않고 읽으며 그것을 나만의 언어로 풀어내는 연습을 거듭했다. 그러자 작은 배움들이 차곡차곡 쌓이며 강의는 아주 조금씩 달라졌다.

곰곰이 생각해 보니 그 답은 이미 임상에서 내가 경험하고 있었다. 진료실에서는 환자의 작은 눈빛과 손끝을 읽으며 불안을 덜어주었고 상담실과 전화상담에서는 환자의 입장에서 공감하고 환자가 느낄 감정을 말로 표현하며 신뢰를 쌓았다. CSR 활동에서는 한 사람의 삶을 바꾸는 책임까지 직접 체감했다. 이렇게 몸으로 익힌 경험들이 결국 강의실에서 수강생의 마음을 끌어내는 힘으로 이어질 수 있었다. 그래서 나는 강의를 준비할 때마다 스스로에게 되묻는다. '내가 전하려는 것은 단순한 지식일까, 아니면 수강생의 마음을 움직여 변화를 만들어내는 힘일까?' 그리고 늘 같은 결론에 다다른다.

강의란 결국 마음을 읽고 감정을 인정하며, 변화를 만들어낼 선택지를 제시하는 과정이다.

상담과 다르지 않다.

마지막으로 전하고 싶은 말

치과위생사의 길은 진료실에서 시작되지만 거기에서 끝나지 않는다. 진료실에서는 환자의 불안을 살피고 신뢰를 쌓았으며 상담실에서는 환자의 결심을 이끌어냈다. CSR 활동에서는 한 사람의 삶을 변화시키는 책임을 배웠으며, 강사의 길을 걸으며 그 모든 경험을 정리해 수강생들과 나누는 기회를 얻었다. 내가 걸어온 길을 통해 확신하게 된 사실은 전문성이란 지식의 양이 아니라 상대의 마음에 닿아 실제 변화를 만들어내는 힘이라는 것이다.

특히, 얼굴이 보이지 않는 전화상담에서 목소리의 떨림과 침묵까지 읽어내 신뢰를 얻는 능력, 이것이 바로 내가 임상 현장과 강의를 통해 증명한 가장 값진 전문성이다. 대학원 주임 교수님께서 "사람은 반드시 아주 작은 것이라도 괜찮으니 성공, 성취의 경험을 하나씩 만들어야 한다. 그 경험이 힘들 때 나를 버티게 하고 다시 앞으로 나아가게 하는 용기가 된다."라고 말씀하셨다.

돌아보면 내가 진료실, 상담실, CSR 활동에서 쌓아온 작은 경험들이 내가 힘들 때 나를 지탱해준 힘이었다. 지금 내가 가고 있는 길에 대한 확신과 더 큰 길로 나아갈 수 있는 원동력이 되어주었다. 그래서 끝으로 나는 이 책을 읽고 있는 모든 치과위생사 선생님들에게 꼭 전하고 싶다.

"성공의 크기는 중요하지 않습니다. 아주 작은 것이라도 좋으니 환자의 불안을 덜어준 경험, 마음을 움직인 상담, 환자에게서 들었던 감사의 한마디, 이 모든 순간이 언젠가 힘든 날, 선생님을 다시 일으켜 세울 힘이 되어줄 것입니다. 그 작은 성공들을 하나씩 꼭 만들어 가시길 바랍니다. 그리고 환자의 마음을 살피고, 신뢰를 만들고, 변화를 이끌어내는 순간부터 치과위생사의 길은 무한히 넓어집니다. 그 길 위에서 우리가 쌓아가는 작은 성공의 경험들은 결국 더 큰 도전을 향해 나아가는 원동력과 발판이 됩니다. 작은 성공들이 모여 큰 변화를 만들듯 우리 모두의 걸음이 이 직업의 가치를 더 넓고 깊게 확장시켜 나갈 것입니다."

『최정화』
환자상담에서 배우고,
교육으로 성장하다

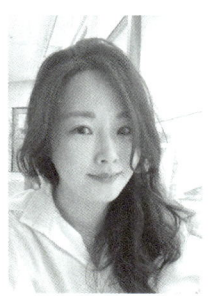

- 최종학력: 을지대학교 치위생과 (전공심화) 보건 학사, NLP 수료
- 교육경력: Periospa개발자(상표등록)로서 다수 치과 Periospa 현장 강의 및
  치위생과 학교 특강, 건강보험 컨설팅(군산예치과, 순천예치과, 전주
  사람사랑 치과, 압구정민치과, 고운미소 네트워크 등등등),
  건강보험 1:1 코칭, 건강보험 교육(메디파트너 주관 전국 예 네트워크
  컨벤션 강의, 다수의 네트워크 치과 및 개인 치과 건강 보험 교육), 치위
  생과 3~4학년 2, 3급 건강보험 청구사 특강 진행
- 수상이력: 네크워크 치과 부문
  1) 브랜드 경영 대상(개인- 페리오스파 개발)
  2) Best hygienist상
  3) 공로상
  4) Blue ocean 대상
- 교육이력: 서울치의학교육원 주기적 구강외과파트 강의, 네트워크 치과
  전직원직무교육 담당, 다수치과 건강보험컨설팅/교육, 치위생과 3,4학년
  체어사이드매너 및 CS 치과건강보험 청구사 2, 3급 특강
- 나를 한 문장으로 표현한다면
  진심 어린 한마디로 신뢰를 만들고, 그 경험을 교육으로 확장하는 치과위생사
- 이 글이 전하고자 하는 핵심 메시지는?
  환자가 병원을 기억하는 이유는 기술보다 치과위생사의 태도와 말 한마디에 있다.
  작은 인사와 진심 어린 상담이 환자의 마음에 남아, 병원의 이미지를 결정짓는다.
  그래서 진료의 마지막 순간까지 따뜻한 소통을 실천하는 것이 환자와의 신뢰를
  완성하는 길이다. 나는 현장에서 쌓은 상담 경험을 바탕으로 후배들에게 실무와
  교육을 연결해 주는 역할을 하고자 한다. 결국 이 글은 "환자에게 전한 따뜻한
  한마디가 나를 성장시키고, 그 배움이 다시 교육으로 이어진다"는 메시지를
  전한다.
- 특별한 경험: 해외 치과 근무 및 세팅(싱가폴, 베트남)

치과위생사의 언행이 만드는 병원의 이미지
: 환자의 노력에 진심으로 답하다

　환자가 병원을 어떻게 기억하느냐는 치과위생사의 태도와 상담 한마디에서 결정되기도 한다. 지금 내가 근무하는 병원에는 참 좋은 문화가 하나 있다. 치료가 끝난 환자에게 '종결 상담'을 진행하는 것이다. 만약 종결 상담을 따로 하지 못했더라도, 치료가 마무리된 환자에게는 꼭 '치료받으시느라 고생 많으셨다'고 진심으로 감사의 말씀을 전해 드리며, 소홀히 할 수 있는 정기 검진에 중요성에 대해 강조한다. 첫 초기 응대도 굉장히 중요하지만 치료가 다 끝나고 병원문을 나서기 전 마지막 순간이야말로 마지막으로 환자에게 우리 병원에 대한 좋은 이미지를 강하게 남기는 순간이라고 믿기 때문이다.

　이 짧은 말 한마디가 환자의 기억 속에서 '좋은 병원', '다시 찾고 싶은 병원'이라는 이미지를 만든다. 우리 입장에서 이 짧은 한 순간이 환자분들이 이 긍정적 경험을 받았다는 것을 확인할 수 있는 혹은 가끔은 우리 스스로를 돌아볼 수 있는 중요한 시간이 되기도 한다.

　해외 출장이 잦은 젊은 직장인이 있었다. 치료할 것도 꽤 많았고, 바쁜 일정 속에서도 그는 꾸준히 내원했고, 나는 그 노력을 진심으로 인정해 주었다.

진료가 끝난 날, 나는 말했다. "치과치료의 일정 맞춰서 내원하시느라 치료받으시느라 진짜 고생하셨어요." 업무 때문에 시간 변동도 많고 많이 바쁘신 것 같았는데 우리도 ○톡 메신저로 응대하면서 최대한 스케줄을 맞추어 드리기 위해 노력했지만, 그분 역시 대부분의 예약 시간을 지키고 긴 진료 시간에도 잘 협조해 주셨다.

그래서 나는 환자분께 이렇게 덧붙였다. "바쁘신 와중에도 성실히 내원해 주셔서 또한 긴 진료시간 및 불편하고 아플 수 있었는데도 너무 잘 도와주셔서 빠른 시간 내에 치료가 아주 잘 끝났습니다. 환자분의 노력이 없었다면 이렇게 깔끔하게 끝나지 못했을 거예요." 그 말을 들은 환자분이 미소를 지으며 말했다. "사실 처음에 신경치료 하고 넘 아파서 다른 치과를 한번 가봤었거든요. 근데 제가 바쁘기도 하고, 그냥 하던 데서 하자라는 마음도 있었지만 제가 여기를 끝까지 다닌 것은 매니저님 덕분이었어요."라고 말씀하셨다. 순간 가슴이 뜨거워졌다. '환자의 노력'을 인정한 한마디가 '병원에 대한 신뢰'로 돌아온 것이다.

환자가 편히 질문할 수 있는 분위기를 만들기

또 한번은 진료를 마치고 진료실을 나가던 환자분이 있었다. 분석적이고 깐깐할 것 같던 뿔테 안경을 낀 중년 남성이었다. 그 분이 문득 발걸음을 멈추고 물었다.

"딸아이가 교정 중인데 음식은 어떤 것을 조심해야 해요?" 상담실도 아니고, 차트를 보는 자리도 아니었다. 그냥 진료실 옆 데스크 입구쯤에서 툭 던지듯 나온 질문이었다. 순간 나는 몸을 돌려 환자 쪽을 바라보고, 눈높이를 맞췄다. 그리고 "따님이 지금 교정 어느 단계일까요?"부터 차근차근 묻고 설명 드렸다.

설명이 끝나자 환자가 웃으면서 말했다.

"이렇게 설명해 주는 데는 여기가 처음이에요. 다른 곳은 물어보기도 좀 불편하고, 일단 물어봐도 다음 질문을 또 하기가 그랬는데, 여기서 교정하지도 않는데, 이렇게 잘 알려 주셔서 도움이 되었어요." 그 말을 듣는 순간 나는 확신했다. 치료보다 더 중요한 건, 환자가 편하게 물어볼 수 있는 분위기를 만드는 것이다. 그리고 그 분위기를 만드는 사람은 바로 치과위생사다. 우리의 한마디, 눈을 맞추는 작은 행동 하나가 병원의 이미지를 바꾸고, 환자의 재방문을 이끌어 낸다. 진심은 결국 전달된다. 그 진심이 환자의 기억 속에서 '좋은 병원'이라는 이름으로 남는다.

이렇게 치과위생사의 한마디는 병원의 이미지를 결정하고 환자의경험을 바꾸는 힘이 된다.

치과위생사를 너무 오래했다고 느낄 때가 있었다. 어느 순간부터 약간의 피로와 지침이 밀려오고, 마치 제3의 사춘기를 겪는 듯 마음이 흔들리기도 한다. 그럼에도 불구하고, 이런 말을 전해주시는 환자의 미소 속에서 잠시나마 도파민이 샘솟는 듯한 설렘을 느끼며 다시 하루를 시작한다.

지금도 나는 상담한 내용을 최대한 전자차트에 대화했던 그 구어체 그대로 최대한 기록하여 그 내용을 다시 본다.

"이 표현은 너무 딱딱하지 않았을까?"

"이 말은 환자 입장에서 불편하게 들리지 않았을까?"

이렇게 다시 되뇌고, 기록을 다시 보고, 생각하는 이유는 말을 잘하기 위해서가 아니라, 더 정확하고, 더 배려 깊게 말하고 싶어서다. 그래서 내게 상담은 세 가지 의미를 갖는다.

- 환자에게는 건강한 삶을 안내하는 길잡이
- 병원에게는 신뢰와 재방문율을 높이는 즉 우리 병원의 브랜드 파워를 높이는 것
- 나 자신에는 매일 성장하는 학습

이렇게 상담은 환자와의 대화이면서, 동시에 나 자신과의 대화이기도 하다.

환자분들 앞에 설 때마다, 나는 늘 나를 돌아본다. 사소한 부분 하나까지 다시 점검하고, 후배들과 경험을 나누며, 내가 배우고 익힌 것들을 '교육'이라는 이름으로 다시 순환해서 내보내고자 한다.

떠올려보면, 1년 차부터 너무 하기 싫었던 수십 차례의 PT 발표와 브레인스토밍(brainstorming) 시간이 있었다. 무슨 일반 대기업이냐며 창조경영이니 레포트니… 하지만 그 시간들이 뜻하지 않게 나에게 큰 선물이 되었고, 그 경험은 지금의 나를 만들어 주었다. 그리고 이제 그 선물은 다시 후배들에게 전해지고 있다.

예방 진료에서 배운 건강보험 청구경험이 교육이 되다

페리오스파(PerioSpa)의 탄생과 성장

■ 나의 자부심이 된 예방중심진료 '페리오스파(PerioSpa)'의 시작

처음 '페리오스파'라는 브랜드를 개발했던 건 ○치과에 근무하던 시절이었다. 신입 OT에서 즉석으로 우리 치과에서 해봤으면 하는 아이디어를 제출하라고 해서 학교 다닐 때 배운 잇솔질 방법을 직접 해주는 내용으로 간단하게 기획서를 냈다.

그리고 4년이 흘렀다. 그 시기 우리 치과는 칫솔과 치약을 자체 개발하고 있었으며, 구취 측정기 도입과 예방적 잇몸관리 프로그램도 활발히 운영 중이었다. 마침 연말에는 '수익 창출을 위한 블루오션 콘테스트'가 열렸다. 동료들은 "데스크를 없애자", "하늘 정원을 만들자", "환자분의 차를 치과 안까지 주차하게 하자" 등 다양한 아이디어를 냈다.

나는 '비용이 들지 않으면서, 지금 우리가 가진 자원(치약·칫솔)을 최대한 활용할 수 있고, 바로 실행 가능한 아이디어가 무엇일까?'를 고민하던 중 신입 OT 때 제출했던 그 기획 중 일부를 다시 꺼내, 현실적으로 적용 가능한 형태로 구체화하기 시작했다.

■ 치과에서 직접, 전문가(치과위생사)가 잇솔질을 해주는 서비스

페리오스파(PerioSpa)는 치주질환을 사전에 예방하고, 구강건강관리의 새로운 방향을 제시하는 '예방 중심 구강위생관리 시스템'이었다. 이 브랜드는 이후 특허청 상표 등록까지 이어졌고, 자체 개발한 칫솔/치약을 판매하는 것에도 큰 기여를 했다.

나에게는 치과위생사로서의 자부심이자, 예방 진료를 하나의 교육 콘텐츠로 발전시킨 중요한 계기가 되었다. 또한 이 페리오스파의 개발은 내부 외부적으로 '바로 실천할 수 있는 예방 교육'으로서 나의 치과위생사 경력에서 빠질 수 없는 중요한 이력이 되었다.

지금 돌이켜보면, 페리오스파의 출발은 아이디어 한 줄에서 시작되었다. 하지만 그것을 끝까지 발전시킨 힘은 현장에서의 경험, O치과의 창조적 경영 문화, 그리고 치과위생사로서의 신념이었다.

예방 진료가 교육이 되다

특히 이 경험은 위에서도 말했듯이, 자연스럽게 외부 강의와 교육 콘텐츠로 확장되었다. 나는 치과의료 서비스의 변화를 꿈꾸는 여러 치과에서 예방관리 이론 및 현장 실무교육을 진행했고, 치위생과 학생들을 대상으로 한 특강도 이어갔다. 교육 중에는 단순히 잇솔질을 시연하는 데서 그치지 않았다.

약 20분간의 관리 과정에서 환자와 자연스럽게 대화하며 다음의 단계를 거쳤다.

1) 현재 치아 상태를 스스로 인식하도록 유도한다.

단순한 설명이 아니라 거울이나 구강사진을 통해 자신의 구강 상태를

직접 보게 함으로써 동기부여를 높였다.

2) 왜 관리가 필요한지를 공감시킨다.

"지금은 괜찮지만 이 상태가 지속되면 어떤 변화가 생길까?"와 같은 질문으로 스스로 답을 찾게 했다.

3) 실천 가능한 전문가 잇솔질 교육법을 전달한다.

개별 구강 구조에 맞는 맞춤형 방법을 시연하며, 교육 후 실제로 환자가 따라 할 수 있도록 했다.

무엇보다 중요한 건, 단순한 기술 전달이 아니라 나는 페리오 스파 교육을 하는 동안 '이 교육이 왜 필요한가'에 대한 이유와 철학을 함께 나눌 수 있었다.

보험 청구 경험이 또 다른 전문성을 만들다

한편, 나는 치과위생사 7년차가 될 때까지도 치과 건강보험에 대해 아는 게 거의 알지 못했다. 7년 차가 될 때까지도 청구는 전담 직원이 따로 있었고, 대부분의 치과가 비급여 진료 중심으로 운영되던 시기였다.

그러던 중 새로 이직한 치과의 데스크 직원이 갑작스럽게 퇴사하면서 내가 직접 건강보험 청구를 맡게 되었다. 전자차트 회사에 하루에도 수차례 전화하며 시행착오를 겪었었고, 그렇게 하나씩 지식을 익혀 나가기 시작했다. 그렇게 우리 치과의 보험 청구도 직접 다루게 되었다.

이후 이직한 또 다른 치과는 '보험 청구를 가장 잘하는 곳'으로 불릴 만큼 체계적인 시스템을 갖추고 있었다. 그곳에서 본격적으로 건강보험을 공부하기 시작했고, 책과 치과의사협회 자료, 건강보험심사평가원 사례까지 모조리 분석하며 깊이 있는 지식을 쌓았다.

치과 건강보험을 이해하게 되자 환자 상담이 훨씬 수월해졌다. 건강보험심사평가원의 사례를 찾아 분석하면서 하나의 '보험 코드(청구)'가 치과 경영을 어떻게 변화시키는지 이해하기 시작했다.

나는 치과의 건강보험 청구교육팀 소속으로 다른 치과의 보험교육 및 검수까지 담당하게 되었다. 매월 전월 청구 내역을 검수하고, 타 치과의 청구 자료를 분석하며 자연스럽게 건강보험 컨설팅 및 하나의 교육 콘텐츠로 발전시켜 나갔다.

2011년(9년 차)부터는 타 치과의 보험 청구 교육 강의를 꾸준히 진행했다. 강의는 점점 많아졌고, 부수입도 상당했다. 2015년 무렵에는 근무 치과의 급여를 포함해 월 1,000만 원이 넘는 수입을 올리기도 했다.

어느 순간부터, 내가 속한 병원마다 청구금액이 상승하기 시작했다. 교정 전문 네트워크인 ○○○○에서는 보험청구액을 5배 이상 늘리는 프로젝트를 주도했고, 각 지점 실무자들을 대상으로 1:1 교육과 청구 패턴 분석, 피드백 시스템을 구축했다. 이 작업이 매뉴얼로 정리되면서 앞에서도 말했듯이 다양한 병원에서 강의 요청이 이어졌고, 타 네트워크의 실무 교육과 신입 직무교육에도 지속적으로 참여할 수 있었다.

잠실 ○○치과에서는 전면적인 치과 건강보험 청구 시스템 리빌딩을 통해, 월 평균 보험 청구액을 3배 이상 끌어올렸다. 그리고 치과 건강보험 청구 금액을 3배 늘리고, 유지하기 프로모션 등을 통해 후배들과 함께 원팀으로 되어 그 보상으로 포상 휴가 및 해외 여행도 다녀왔다. 치과 건강 보험 청구를 기반으로 하여 리콜 시스템 및 B차트 분류(B 차트-basement차트-잠재고객 차트-치주가 안 좋은 사람은 결국 나중에 임플란트 진단으로 연결됨) 및 상담, 행정 응대 방식까지 전부 교육 프로세스로 정리했다.

단순히 실무만 해결한 것이 아니라, 병원의 전반적인 진료와 커뮤니케이션 문화/잠재고객(환자)의 확보/환자들의 경험 문화까지 바꾸게 되었다.

지금도 여전히 치과건강보험 청구를 잘 몰라도 된다고 생각하는 치과 위생사들이 많다. 하지만 과거는 비급여 중심의 시대였다면, 지금은 치과 건강보험이 치과의 지속 가능성을 좌우하는 시대다. 그렇게 때문에 건강보험 청구를 제대로 이해하는 치과위생사는 환자에게도, 병원에도, 그리고 자신의 커리어에도 분명히 더 큰 가치를 만들어낸다는 사실을 말해주고 싶다.

해외 치과 입사 그리고 컨설팅 경험으로 시야를 넓히다

치과 건강보험 청구와 예방 진료 컨설팅의 경험은 국내를 넘어 해외로 확장되었다.

싱가포르에서 짧게 아르바이트하던 시절, 나는 '페리오스파(PerioSpa)' 콘텐츠를 직접 현지 환자와 스태프들에게 전달했다.

또한 베트남의 '○○치과'에서는 총괄 매니저로 근무하며 250여 항목의 인허가, 기기 셋업, 직원 교육, 보험 서류 대응, 회계, 진료 등 병원 운영 전반을 리드했다.

언어와 문화가 다른 환경에서 치과위생사로서 소통하려면, 더 명확하고 논리적인 설명이 필요했다. 비록 한국의 예방 및 보험 시스템을 그대로 적용할 수는 없었지만, 단계별로 쉽게 풀어 동남아의 치과의사와 조무사들에게 교육했다. 그 경험은 또 하나의 '교육 콘텐츠'로 발전하며 나에게 새로운 가능성을 열어주었다.

돌이켜보면, 그곳에서의 모든 업무는 결국 '교육자'의 시선으로 해석한 일이었다.

치위생사의 실무 경험, 교육으로 순환되다

다양한 현장 경험이 쌓이자, 어느 순간부터 자연스럽게 교육 요청이 들어오기 시작했다. 치과의사, 데스크 직원, 신입 치과위생사, 그리고 환자 보호자까지……

강의 현장에서 나는 이렇게 이야기한다.

"치과 건강보험을 잘 아는 것은 분명 치과위생사에게 훌륭한 경쟁력입니다. 하지만 그보다 더 중요한 경쟁력은 환자를 이해시키고 설득할 수 있는 힘입니다."

특히 학생들과의 강의에서는 더욱 신중해진다. 임상 경험이 없는 학생들에게 이론만 전달하면 잘 와닿지 않는다. 그래서 나는 "무엇을 가르칠까"보다 "어떻게 하면 기억에 남게 전할 수 있을까"를 고민한다. 예방 교육이든, 보험 청구든, 모든 교육의 본질은 사람을 위한 안내서라는 걸 잊지 않는다.

경험이 교육으로, 지식이 콘텐츠로 그리고 내가 해온 일들은 단순한 '경험'이 아니라, 교육으로 전환 가능한 지식 자산이 되었고, 후배들에게 전할 수 있는 노하우로 쌓였다.

실무 경험	교육 · 콘텐츠로 발전한 형태
페리오스파 개발	예방 진료 콘텐츠화, 실무형 구강관리 교육
보험 청구 실무	1:1 맞춤형 코칭, 실습형 강의, 치과 매출 향상
상담 및 컴플레인 대응	대화 스크립트 개발, 롤플레이 워크숍 기획
해외 치과 경영 경험	글로벌 예방 보건 교육, 국제 커뮤니케이션 훈련

나의 방향은 교육 상담하는 치과위생사로서 앞으로도 나는 임상 현장에서 발을 떼지 않으면서, 후배들이 더 쉽게, 더 빠르게, 그리고 더 따뜻하게 배우도록 돕고 싶다. 이것이 내가 '교육 상담하는 치과위생사'로 공저에 참여한 이유이자, 앞으로의 방향이다.

환자 상담은 진료의 연장이자 신뢰의 시작점이다. 진료 기술이 몸을 낫게 한다면, 진심은 마음을 낫게 한다. 나는 앞으로도 환자의 무심한 눈빛 속에서 진심을 읽고, 그 마음을 다듬어 다시 돌려주는 사람이 되고 싶다.

치과위생사의 길, 그리고 다음 세대에게

치과위생사의 길은 결코 짧지 않다. 때로는 반복되고 지루해 보일 수도 있지만, 그 시간은 결코 헛되지 않는다. 하루하루의 경험이 쌓여, 어느 날 환자를 대하는 태도와 말 한마디가 달라진 자신을 발견하게 될 것이다.

처음엔 단순히 '직장'이라고 생각했던 곳이 언젠가 누군가의 삶을 바꾸는 공간이 되어 있다. 그것이 바로 치과위생사라는 직업의 가치이자 자부심이다. 이제 나는 그 길을 먼저 걸어본 사람으로서, 내가 겪은 시행착오와 배움을 후배들에게 아낌없이 나누고 싶다.

결국 교육은 지식을 가르치는 일이 아니라, 다음 세대가 더 나은 길을 걸을 수 있도록 비춰주는 일이다. 오늘도 나는 그 일을 준비하며, 또 한 명의 후배가 자신의 길을 단단히 걸어가길 진심으로 응원한다.

참고: 신입 치과위생사를 위한 치과 환자 상담 스크립트 예시

사례 1) 인레이 보철 중 예민한 환자의 불편 응대

- **상황:** 보철물 부착 중 기구 소리와 빠른 동작으로 환자가 불편함을 느끼고 불만 표시

1. 인정 및 공감: "진료 중에 놀라셨죠. 기구 소리가 크거나 동작이 빨라야 해서 거칠 땐 누구라도 불안해하실 수 있어요. 저라도 이런 경우라면 불안했을 것 같아요.

2. 객관적 설명 후 사과: "인레이는 0.1mm 오차로도 수명이 달라져서 빠른 시간 안에 정확하게 세팅되어야 하지만 그 과정에서 환자분이 불쾌하게 느끼셨다면 분명히 저희가 배려가 부족했던 거예요."

3. 안내 및 감사표시: "다음 진료 때는 조금 더 천천히, 환자분께 상황을 말씀드리며 진행해 볼게요. (예방적 커뮤니케이션 = 사전 예고제) 말씀해 주셔서 정말 감사합니다."

4. 마무리: "진료도 중요하지만, 환자분의 마음도 저희에게 똑같이 중요하답니다."

사례 2) 스켈링 후 치주치료 권유에 부담을 느끼는 환자

- **상황:** 본인의 치주상태를 잘 모르고, 증상이 없는데 "돈 때문에 권유하는 것 아니냐"고 의심

1. 공감: "그럴 수 있어요. 환자 입장에선 치료 권유가 불편하게 느껴질 수도 있죠."

2. 설명: "사실 잇몸은 아프지 않게 무너지는 경우가 많아서, 지금이 적기거든요. 나중에 잇몸뼈가 내려앉고 치아가 흔들리기 시작하면 되돌리기가 어렵습니다."

3. 안내: "오늘 치료 및 앞으로 잇몸치료를 하시기로 결정하신다면 건강보험이 적용돼서 비용 부담이 크진 않으실 거예요. 잇몸 치료 후 파노라마 사진 등을 통해서 변화 및 후 상태도 체크해 드릴게요."

4. 마무리: "치료는 강요가 아니라 제안이에요. 언제든 환자분의 결정을 기준으로 합니다. 단, 전문적인 부분이라 치료가 중요성 및 필요성에 대해 조금 설명으로 도와 드렸고, 제안 드리는 겁니다. 천천히 생각해 보시고, 다시 뵙게 될 때 또 인사드릴게요~ 오늘 스켈링 받으시고 설명 들으시느라 고생 많으셨습니다. 조심히 들어가세요~

사례 3) 진료를 시작도 하기 전 이미 눈물을 보인 불안한 환자

• 상황: 환자가 충치 치료 전/중 무섭다고 불안해하며 눈물을 보임

1. 공감: "(당일 치료 결정에 대해) 좋아요. 우리 하나씩 천천히 해보아요. (치료 후에는) 무서웠죠? 치료는 내내 정말 잘 도와주셨어요. 힘들었을 텐데도 끝까지 해낸 거, 정말 대단해요."

2. (무통적 치료 접근에 대한) 설명: "이전 치과 치료 등의 안 좋은 경험이 있으면 막연한 두려움으로 치과 치료가 무서울 수 있는데요. 저희 치과는 무통치료의 접근에 대한 노력을 많이 합니다. 최대한 무통적인 방법으로 진행해 볼 테니 미리 걱정하지 마시고, 새로운 경험을 해보신다면 다음 진료는 훨씬 편하게 할 수 있을 겁니다."

3. 안내: 혹시 진료 중간에 조금 아플 수 있는 부분에 대해서는 미리 말씀드릴 테니 걱정 마시고, 다음 진료도 역시 최대한 안 아프게 도포 마취크림 사용해 드릴 거고, 마음 편하게 도와주는 인형, 소리에 대한 두려움을 없애기 위한 노이즈 캔슬링 헤드폰 등도 다 준비되어 있으니 원하신다면 말씀해 주세요."

4. 마무리: "이번에 용기 내셔서 치료받으신 경험이 나중엔 정말 잘한 선택이라고 생각 드실 겁니다. 오늘 정말 치료 잘 받으셨습니다. 다음에 더 천천히 진행할 테니까 걱정하지 마시고, 다음 약속일에 뵐게요."

사례 4) 교정 중 음식물 조심 문의하는 보호자

· 상황: 타치과에서 교정 중인 자녀의 보호자가 본원에서 진료 후 음식, 관리법을 물어봄

1. 공감: "보호자 입장에서 많이 걱정되시죠. 본인이 치료받는 게 아니라서 잘 와닿지도 않을 거고, 처음엔 신경 쓸 게 많아 보여서 관리 방법 및 주의해야 할 것들이 많은데, 치료받는 본인도 헷갈릴 수 있어요."

2. 설명: "지금 단계에선 장치에 아직 적응 중이고, 치아가 배열되는 과정이기 때문에 딱딱한 견과류나 질긴 음식 예를 들어 오징어 같은 거, 끈적끈적한 음식은 피하도록 도와주셔야 해요. 관리는 치간칫솔은 이렇게 활용하면 되고, 교정용 칫솔이 따로 있는데 정확한 방법으로 닦도록 지도해 주셔야 합니다.

3. 안내: "특히 앞니로는 딱딱하고 질긴 음식을 순간적으로 뜯으면 안 되어요. 어떤 음식이든 잘게 썰어서 천천히 씹게 해주셔야 해요. 구강세정기와 아까 말씀드린 치간칫솔도 함께 쓰시면 좋습니다. 혹시 원하신다면 다음에 오실 때 한번 동행해주시면 저희가 칫솔질 방법도 한번 알려드려 볼게요."

4. 마무리: "치료는 치과가 하지만, 치료 성공은 본인이나 가족분들의 협조로 만들어집니다. 언제든 궁금하신 건 또 편하게 물어봐 주세요. 아셨죠? 다음에 또 뵙겠습니다~"

사례 5) 무표정하고 반응 없는 환자와의 상담 시작법

- 상황: 말이 거의 없고 경계심이 느껴지는 환자에게 처음 상담을 시도할 때

1. 공감: "사실 치과 오기까지도 마음의 준비가 필요하셨을 것 같고, 요즘 잘못된 정보도 넘쳐 나고, 과잉진료 하는 데도 많고, 저도 치료받는 입장이면, 치과 선택이 쉽지 않을 것 같아요."

2. 설명: "(C.C 등을 파악하여) 환자분이 원하시는 부분만 간결하게 설명 드릴게요. (파노라마 및 구내 포토 등을 보고 이전 치과 치료 및 경험에 대한 간단한 질문 및 확인 후 치료 동의 시) 치료 전에 오늘 진행할 내용에 대해 짧게 설명 드릴게요."

3. 안내: "혹시 더 궁금한 점이 생기면 바로 말씀 안 하셔도 괜찮아요. 치료 중간이나 언제라도 충분히 여쭤 보셔도 되고요. 단 기계가 돌아가는 동안은 위험하니 손을 들어주시면 기계를 멈추고 궁금한 부분에 대해 답해 드릴게요."

4. 마무리: "무리하지 않게, 천천히, 시작해 볼게요. 치료는 환자분이 최대한 편하게 받으실 때 저희도 더 편하게 할 수 있고, 환자분과 저희가 함께 만들어내는 과정이니까요. 자, 이제 시작하겠습니다."

『백지민』

인정하고 배우면
나도 할 수 있다!

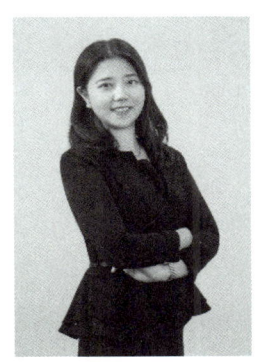

- 경력:
  현) 마산대학교 치위생과 겸임교수
  현) 대한치과위생사협회 경상남도회 학술재무이사
  현) 스마트365치과 석전점 치과위생사
  전) 부산리더스치과 진료팀장
- 최종학력:
  마산대학교 전공심화과정 이수(학사)
  인제대학교 보건대학원 보건관리학과 졸업(석사)
- 자격 및 수료: 치과위생사, 병원코디네이터, 치과보험 청구 2급 과정
- 관심분야: 치과재료학, 치주학, 디지털인상
- 교육경력: 임상에서 직원교육, 마산대학교 겸임(치주학, 치과재료학, 캡스톤
  디자인, 임상전단계실습)
- 나를 한 문장으로 표현한다면?
  실패를 배움으로 바꾸고, 배움을 성장으로 나누는 치과위생사
- 이 글이 전하고자 하는 핵심 메시지는?
  첫 직장에서의 실패는 포기가 아니라 배움의 시작이었다. 작은 실수 속에서도
  이유를 찾고, 모르는 것을 묻는 용기를 배우며 진짜 전문가로 성장했다. 지금은
  교육자로서 현장의 경험을 교육으로 확장하며, 후배들이 임상에서 바로 쓸
  수 있는 실질적 배움을 전하고자 한다. 배움은 멈추면 끝이지만, 나눌 때 다시
  시작된다는 믿음으로 나는 오늘도 성장의 길 위에 서 있다.
  "나의 성장이 누군가의 시작이 된다."

위기를 기회로 삼아 유연하게 대처하는 태도

첫 직장에서 적응하지 못하고 4개월 만에 퇴사했다.

그때는 '포기'였지만, 지금 돌이켜보면 내 인생의 첫 번째 배움이었다.

다른 치과위생사들의 첫 출근도 그랬겠지만, 치위생과를 졸업하고 국가고시를 통과하면서 '이제 진짜 치과위생사가 되었구나' 하는 벅찬 마음으로 사회에 첫발을 내디뎠다. 하지만 현실은 예상과 달랐다. 쉴 틈이 없는 빡빡한 진료, 익숙하지 않은 병원 시스템, 그리고 나 자신에 대한 자신감 부족이 한꺼번에 밀려왔다. 열심히 해도 실수는 반복되었고, '내가 이 일을 잘할 수 있을까?', '이 일을 계속할 수 있을까?' 하는 의문이 점점 커졌다.

결국 4개월 만에 퇴사를 결심했다. 치과위생사로서의 뼈아픈 첫 실패였다. 대학교에서 3년 동안 배운 지식과 국가시험을 위해 쏟았던 노력이 고작 몇 달 만에 무너지는 듯했다. 자책과 허무함이 밀려왔지만, 그 시기를 지나며 나는 '포기에도 배움이 있다'는 것을 깨닫게 되었다.

퇴사 후 우연히 실습 때 인연이 있었던 병원의 치과위생사 선생님을 만나게 되었다. 선생님은 내 이야기를 듣더니 조용히 물었다.

"이렇게 그만두기엔 너무 아쉽지 않아?"

그 짧은 한마디가 마음을 울렸다. 처음 출근하던 날 부모님의 응원, 첫 월급을 받고 가족과 나눴던 식사, 나라사랑 동기사랑 똘똘 뭉쳤던 동기들과의 희로애락이 떠올랐다. '이렇게 쉽게 포기해도 괜찮을까? 나도 한때는 이 일을 꿈꾸던 학생이었는데…'

며칠을 고민한 끝에, 다시 도전하기로 했다. '이번엔 다르게 해보자.'

그렇게 퇴사 일주일 만에 새로운 치과로 출근했다. 두 번째 직장에서는 모든 것을 처음부터 다시 배운다는 마음으로 시작했다. 작은 일에도 이유를 알고 싶었고, 실수를 하면 왜 그랬는지를 스스로 분석했다. 다행히 첫 직장과는 달리 조금씩 적응이 되었고, 함께 일하는 동료들과의 호흡도 맞아갔다. 그러던 어느 날, 팀장님께서 나를 부르셨다.

"지민 선생님, 신경치료 후에 왜 cotton을 넣고 caviton으로 메워요?"

순간 머릿속이 하얘졌다. 나는 자신 없이 대답했다.

"그냥 다른 선생님들도 그렇게 하시길래……."

'또 혼나는 걸까' 긴장했지만, 팀장님은 의외의 표정으로 말씀하셨다.

"모든 진료에는 이유가 있어요. 그 원리를 알아야 진짜 내 것이 돼요."

그 순간 깨달음으로 머리가 맑아졌다. 그리고 '왜 하는지 모르고 따라만 했던 일들'을 떠올리니 얼굴이 달아올랐다. 하지만 동시에 마음이 뜨거워졌다. 단순히 '시키는 대로 하는 사람'이 아니라, '이유를 알고 행동하는 전문가'가 되고 싶어졌다.

그날 이후 나는 '모르는 것을 묻는 용기'를 배우기 시작했다. 모든 행위에는 근거가 있고, 그 근거를 이해할 때 비로소 환자에게 신뢰를 줄 수 있다는 것을 알았다. 그리고 그때의 팀장님처럼, 언젠가 나도 후배에게 이유를 설명해주는 선배가 되고 싶다고 다짐했다. 첫 직장의 실패는 나를 무너뜨리지 못했다. 오히려 진짜 전문가로 성장하기 위한 '준비 운동'이었던 것이다.

나는 신입 교육을 시작할 때 이렇게 말한다. "실수는 하지 않으려 애쓰기보다, 왜 실수했는지를 돌아보는 게 더 중요하다." 이유를 묻는 습관이 결국 실수를 줄이는 가장 빠른 길이기 때문이다.

배움의 시작은 질문

인터넷에 '질문'이라는 단어를 검색하면 이렇게 나온다. "질문이란 정보를 요청하거나 의문을 제기하는 언어적 표현으로, 답변과 함께 사용된다." 그냥 단어의 정의일 뿐인데, 그 문장을 읽으며 생각했다. 나는 과연 얼마나 '질문하며' 살아왔을까? 어릴 적엔 궁금한 게 많았지만, 사회에 나와서는 질문이 줄었다. 치과위생사로 일하면서도 마찬가지였다.

"왜?"라고 물으면 괜히 모르는 사람처럼 보일까 봐 묻지 못했고, "이건 학교에서 배운 건데 왜 모르지?" 하는 선배들의 시선이 두려워 묻지 못했다. 그저 '스스로 답을 찾아야 한다'는 생각으로 버텼다.

하지만 그것은 성장이 아닌 정체였다. 모르는 걸 물어보지 않으면, 결국 '아는 척하는 사람'으로 남아 모르는 것을 모르는 채로 시간만 쌓일 뿐이었다.

팀장님과의 면담 이후, 내 태도는 완전히 달라졌다. 그날 나는 '모르는 것을 묻는 용기'를 배웠고, 그 용기는 나의 가장 큰 무기가 되었다.

"이건 왜 이렇게 해요?", "다른 방법은 없을까요?",

"환자마다 적용할 때 주의할 점은 뭐예요?"

사소한 것 하나라도 이유를 알고 싶었다.

스케일링을 아프지 않게 하는 것부터 칫솔질 교육, 두 번 세 번이 아닝 치아를 한 번에 완벽하게 본뜨는 방법, 내가 원하는 치아에 초점을 맞춰 방사선 촬영하는 방법, 임시치아를 떨어지지 않도록 장착하고 아프지 않게 제거하는 방법, 진료기구를 세척하고 소독하고 관리하는 방법, 더 나아가 보험을 청구하는 방법까지 하나씩 배우며 내 것으로 만들었다.

질문을 하면 선배님들은 기꺼이 가르쳐주셨다.

"이건 내가 예전에 많이 실수했던 부분이야."

"이 각도에서 tip을 세워야 환자가 안 아파."

그렇게 실무의 '진짜 이유'를 알게 되니, 일이 단순한 반복이 아닌 '지식의 확장'으로 느껴졌다. 모르는 것을 부끄러워하지 않는 순간부터 나는 빠르게 성장하기 시작했다. 질문은 스스로를 성장시키는 가장 확실한 방법이었다.

그렇게 나는 '배움의 준비가 된 중년차 치과위생사'가 되어 있었다.

그 무렵 새로운 기회가 찾아왔다. 그것은 대학원 진학이었다.

'기회는 생겼을 때 잡아야 한다. 지금이 아니면 안 된다'는 생각이 머릿속을 떠나지 않았다.

공부와 일을 병행하기 위해 다른 지역으로의 이직을 결심했다. 세 번째 병원은 나의 도전을 존중해주었다. 나의 능력을 인정해 주는 병원이었고, 대학원을 다니고 있는 나를 높게 평가해 주셨다.

입사 5개월 만에 진료실 팀장이 되었다. 첫 교육자로서 이제 나는 단순히 배우는 사람이 아니라, 배움을 전달하는 사람이 되었다.

새해가 되어 신입 치과위생사 두 명이 입사했다. A 치과위생사는 질문이 많고, 모르는 것은 바로 물었다. 해보지 않은 업무도 스스로 해보고 싶다고 표현했다.

"한 번도 안 해봤지만 해볼게요."

그녀의 눈빛은 호기심으로 반짝였다.

반면 B 치과위생사는 조용했다. 질문도 없고 나서서 무언가를 해보려고 하지 않았다. 어느 날 병원이 바빠 suction이라도 잡아주면 좋겠다는 생각에 B 치과위생사에게 조심스레 말했다.

"B 선생님, 원장님 옆에 조금만 있어주세요."

그러자 그녀는 망설이며 대답했다.

"한 번도 해본 적이 없는데……."

결국 지나가던 A 치과위생사가 대신 나섰다. 나는 그 모습을 보며 해보지 않은 업무를 회피하는 것에 화가 났다. 하지만 나 또한 '못할까 봐' 겁이 나서 아예 시도조차 하지 못했던 시절이 있었다. 그래서 혼내지 않았다. 지난 날의 팀장님처럼 무조건 다그치는 것보다는 이유를 알고 싶었다.

B 선생님과 개인 면담 자리에서 나는 물었다.

"왜 해보려고 하지 않았어? A 선생님도 처음 해보는 일이잖아."

잠시 침묵이 흘렀고, B 치과위생사는 작게 말했다.

"저는 한 번도 해보지 않은 업무를 하게 됐을 때, 부담스럽기도 하고 잘 못할까 봐 겁이 나서 못하겠어요."

그 말을 들으며 나는 미소 지었다.

"우리 병원이 너의 첫 직장이잖아. 처음이라 낯설고 무서울 수 있어. 무섭다고 아무것도 안 할 거야?"

라고 되물었고, "아니요. 앞으로는 해볼게요."라는 대답을 듣고 면담을 마무리했다.

내가 괜히 한다고 해서 하다가 업무가 꼬였을 때, 모두에게 민폐를 끼치는 것이라는 생각에 일이 손에 잡히지 않았었다. 하지만, 선배 치과위생사들의 '돌이킬 수 있는 실수는 민폐를 끼치는 것이 아니다.'라는 말을 위로 삼아 버텼었다. 그 말을 믿고 버텼던 날들이 있었기에 지금의 내가 있었다.

며칠 뒤, B 치과위생사가 직접 다가와 물었다.

"팀장님, suction 자세는 이렇게 하면 맞을까요?"

그 한마디에 나는 마음이 따뜻해졌다. 질문이 시작된 것이다. B 치과위생사가 성장하기 시작했다는 뜻이었다. 그렇게 나는 깨달았다. 질문은 실수를 줄이기 위한 것이 아니라, 두려움을 이겨내는 첫걸음이라는 것을.

모른다고 솔직히 인정할 때, 배움의 문이 열린다. 그리고 그 문을 연 사람만이, 언젠가 또 다른 누군가에게 그 문을 열어줄 수 있다.

질문은 나의 성장을 만들었고, 이제는 후배의 성장을 돕는 도구가 되었다.

그래서 나는 신입 치과위생사 교육 때 '노트'를 쓰게 한다. 하루 동안 진료를 하며 생긴 궁금증을 그때그때 적어두고, 스스로 답을 찾아보게 하는 것이다. 이 단순한 습관만으로도 후배들은 스스로 생각하는 힘을 키워간다.

'모른다'고 솔직히 말할 수 있는 용기를 배우는 것, 그것이 진짜 교육의 시작이다.

지식의 순환과 성장

후배들이 내가 겪었던 시행착오를 반복하는 모습을 보면서 마음이 복잡했다. 안타까움과 애틋함이 동시에 밀려왔다. '나도 저랬지…'라는 공감과 함께, '스스로 깨닫게 해주고 싶다'는 마음이 생겼다.

그래서 나는 나의 선배가 그랬던 것처럼 내가 배워왔던 기술과 경험을 '보여주는 교육'에서 '느끼게 하는 교육'으로 하나씩 전해주기 시작했다. 그래서 실습 중에는 영상을 찍어 함께 보며 피드백 한다. 스스로 자신의 손동작을 보며 배운 사람은 결코 같은 실수를 반복하지 않기 때문이다.

어느 날, B 치과위생사가 스케일링 실습을 하고 있었다. 나는 그녀의 손동작을 촬영해 함께 영상을 보았다. 스케일링을 할 때 단순히 '변연치은부를 청소해야 한다'는 생각으로 스치듯 지나가기만 하면, 환자는 대충 한다는 인상을 받을 수 있다. 또한 최후방 구치부의 원심면은 놓치기 쉬운 부위이므로, 팁이 끝까지 닿도록 주의해야 한다는 점을 알려주었다.

B는 처음에는 자신의 모습을 영상으로 보는 걸 어색해했다. 하지만 곧 화면 속 자신의 손동작을 보며 말했다.

"이렇게 잡으면 힘이 안 들어가네요. 이럴 땐 어떻게 해야 해요?"

그 순간 나는 교육은 말로 하는 게 아니라, 스스로 깨닫게 하는 일이라는 것을 알았다.

그 후로 A 치과위생사와 B 치과위생사가 서로 상호 실습을 하며 직접 환자의 입장이 되어보게 했다. 두 선생님의 대화 속엔 점점 피드백이 오가고, 배움의 온기가 생겼다. 하루하루가 달라졌다. 처음엔 "못하겠어요."라던 B 치과위생사가 "이건 이렇게 해보면 어떨까요?"라고 제안하기 시작했다. 이제는 스스로 해보겠다고 말하는 치과위생사가 되어가고 있었다.

후배들의 변화를 지켜보며 나는 문득 나 자신을 돌아보았다.
'나는 지금, 신입 때의 마음으로 환자를 대하고 있을까?'
'환자의 시간을 줄이려는 데만 집중하지는 않았을까?'
이 질문은 나에게 거울이 되었다. 일이 익숙해지면 속도를 중요시하게 되고, 효율을 이유로 마음의 여유를 잃게 된다. 하지만 후배들의 조심스러움, 그 진지한 시선이 나를 다시 초심으로 돌려놓았다.

신입 치과위생사가 환자를 대할 때 보여주는 그 조심스러움에, 지금까지 내가 쌓아온 임상 경험과 기술이 더해진다면 어떨까. 나의 장점이 자연스럽게 드러나고, 환자 역시 더 큰 만족감을 느낄 것이다. 그렇게 성장한 나는 병원에도 든든한 도움이 되는 사람이 되지 않을까 하는 생각을 했다. 속도를 줄이고 마음을 더하자 환자 만족도는 눈에 띄게 높아졌고, 원장님의 평가 또한 달라졌다. 속도에 익숙해진 나에게, 신입의 조심스러움이 거울이 된 것이다.

그 거울을 통해 나는 또 한 번 성장했다.
병원에서 인정을 받으며 대학원 과정을 마쳤을 무렵, 나는 또 하나의 기회를 맞이했다. 모교에서 겸임교수로 함께하자는 제안이었다. '배움의 끝은 가르침으로 돌아온다.'라는 문장이 내 마음을 두드렸다. 원장님은 흔쾌히 응원해 주셨고, 일주일 중 하루는 강의를 할 수 있도록 배려해 주셨다. 그 덕분에 나는 임상 치과위생사이자 교육자로서 두 가지 길을 동시에 걷게 되었다. 병원에서 환자와 마주하고, 학교에서는 예비 치과위생사와 마주했다.

퇴근 후 후배들과 커피를 마시며 이야기하곤 했다.

"팀장님처럼 되고 싶어요."

"저도 대학원 가고 싶은데, 어디가 좋을까요?"

그 말이 참 고마웠다. 그때 나는 다짐했다. '그래, 나도 여전히 배우는 사람으로 남자.'

1년쯤 지난 어느 날, A 치과위생사에게 연락이 왔다.

"팀장님! 저, 팀장님 후배 됐어요! 대학원 붙었어요!"

그 메시지를 보는 순간 가슴이 벅차올랐다. 예전의 나처럼, 그녀도 새로운 배움의 길을 걷기 시작한 것이다. 우리는 배움을 나누며 살아간다. 그리고 지식의 순환 속에서 함께 성장한다.

임상교육에서 학교교육으로의 성장단계

나는 처음 팀장님을 보며 다짐했었다. '언젠가 나도 저런 치과위생사가 되어야지.' 그 다짐이 지금의 나를 만들었다. 시간이 흘러 중년차가 된 A 치과위생사가 나에게 말했다.

"팀장님처럼 되고 싶어요."

그 말을 들었을 때, 나는 다시 예전의 나를 떠올렸다. 누군가의 '롤모델'이 된다는 것은 기쁜 동시에 무겁고, 또 감사한 일이었다.

만약 내가 첫 직장의 시련 이후 다시 치과로 돌아오지 않았다면 그때의 팀장님을 만나지 못했을 것이다. 그리고 지금의 나는 A 치과위생사의 성장에 함께하지 못했을 것이다. 결국 한 사람의 성장에는 또 다른 사람의 손길이 이어져 있다는 것을 새삼 느꼈다. 그래서 나는 늘 마음을 다잡는다. '가벼운 자세로 일하지 말자. 누군가 나를 보고 배우고 있을지도 모른다.'

나는 여전히 배우는 사람이다. 아직 배워야 할 것이 많고, 나아갈 길 또한 끝이 없음을 안다. 지금까지의 성장은 좋은 기회와 준비된 마음이 만나 이뤄낸 결과였다면, 앞으로의 성장은 스스로 만들어가는 책임의 여정이다.

그런 마음으로 2025년, 나는 대한치과위생사협회 경상남도회의 학술

재무이사로 새로운 역할을 맡았다. 임상에서 누구보다 먼저 보수교육과 세미나를 찾아다니던 나였기에, 이번엔 그 교육을 직접 만드는 자리에 서게 된 것이다. 교육 프로그램을 기획하며 나는 늘 이렇게 묻는다.

"이 강의가 현장의 치과위생사에게 실질적인 도움이 될까?"

이 질문은 단순한 기획의 과정이 아니라, '치과위생사의 성장'을 돕는 나만의 실천이다. 학교 강의에서도 나는 '임상에서 바로 쓸 수 있는 교육'을 목표로 한다. 단순히 교과서의 내용을 설명하기보다, '왜 이 과정이 환자에게 중요하고, 실제 진료에서 어떻게 적용되는지'를 사례 중심으로 이야기한다.

학생들은 지식을 듣는 것이 아니라, 현장에서 살아 있는 이야기를 통해 배운다.

나의 배움이 또 다른 누군가의 시작이 되고, 그들의 시작이 다시 누군가의 성장이 된다면 그것이 바로 '직업인의 아름다운 순환'이 아닐까. 나는 '나의 성장이 또 다른 누군가의 시작이 된다'고 믿는다. 그리고 그 믿음이, 나를 다시 배우게 하고, 다시 앞으로 나아가게 만든다.

"배움은 멈추는 순간 끝이 나지만, 나눔은 시작되는 순간 또 다른 배움이 된다."

이제 나의 배움은 임상에서 학교로, 학교에서 사회로, 그리고 다시 후배들에게로 이어지고 있다. 그 아름다운 순환의 한가운데에서, 나는 오늘도 '치과위생사로서의 성장'을 이어가고 있다.

배우는 사람이 스스로 성장의 가능성을 믿게 만드는 것, 그것이 내가 하고 있는 교육의 핵심이다.

『박지현』
변화를 만드는 교육자로

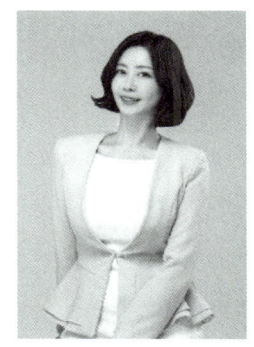

- **경력:** 치우치과 경영과장. 오스템임플란트 SW자문위원회
- **최종학력:** 경희대학교 MBA 의료경영 석사
- **교육경력:** 오스템미팅, 덴올 스탭세미나, 오스템 지역연구회, 광주지역 전자차트 및 CS강의, 베스티안병원 의료혁신 디지털헬스케어, 치과개원컨설팅, 구강건강교육, 치과시스템교육(치과건강보험, 환자응대, 치과마케팅, 전자차트, 구강스캐너 등 다수)
- **관심 분야:** 치과 경영, 치과 마케팅
- **자격 및 수료:** 치과위생사 면허증, 치과건강보험청구사 1급, 치과건강보험청구사 2급(차석), 병원사무관리사 1급, 심리상담사 1급, DISC 전문가 자격증
- **SNS 주소:** 인스타그램 | @jihyun321ee
- **나를 한 문장으로 표현한다면?**

  현장의 불편을 시스템으로 바꾸는 치과 경영 디자이너
- **이 글이 전하고자 하는 핵심 메시지는?**

  변화는 거창한 계획에서 시작되지 않는다. 하루의 작은 불편을 기록하고, 그것을 개선하려는 작은 시도에서 시작된다. 나는 한때 그저 하루를 버티던 직원이었지만, 문제를 기록하고 해결책을 찾아가며 '변화를 만드는 교육자'로 성장했다.

  치과의 성장은 장비나 매뉴얼보다 사람이 중심이 되는 시스템에서 비롯된다. 그리고 교육은 단순히 지식을 전하는 일이 아니라, 사람이 스스로 변화할 수 있도록 길을 만들어주는 과정이다.

32대 체어 치과,
전자차트로 시스템을 세우다

　생각해 보면, 예전의 나는 치과에서 일을 할 때 그저 주어진 일을 깔끔하게 끝내는 것이 전부라고 생각했다. 아침에 출근해서, 하루 일과를 잘 마무리하고, 일주일이 무사히 지나가길 바라며, 한 달이 또 그렇게 흘러가면 "그래, 잘했다" 하고 스스로를 다독였다. 그렇게 수년을 보냈다.

　"환자 응대, 보험 청구, 직원 관리. 손은 늘 바빴고, 하루는 순식간에 흘러갔다"

　매일 같은 일을 반복하는데도 병원 안은 늘 정신이 없었다. 누구나 자기 자리에서 맡은 일을 하고 있는데, 왜 이렇게 어수선했을까?

　내가 근무한 곳은 개원 10년이 넘고, 등록 환자만 4만5천 명에 달하는 바쁜 치과였다. 체어만 32대, 환자 전담제를 운영하며 매일 진료실은 북적였다. 외부에서 보면 '잘 굴러가는 병원'처럼 보였지만, 내부 사정을 아는 사람이라면 누구나 고개를 저었다.

　그중 가장 심각한 문제는 바로 종이차트였다. 이미 많은 치과들이 전자차트로 전환을 마친 상황이었지만, 우리는 여전히 종이에 의존하고 있었다.

구분	종이차트	전자차트
정보 접근성	환자 정보 찾기 어려움	한눈에 조회 가능
분실위험	높음	없음
기록 통일성	제각각	표준화 가능
효율성	낮음	높음

어느 날 퇴근길, 나는 자꾸만 무거운 마음에 발걸음을 늦췄다. "이렇게 계속 가도 괜찮을까?" 집에 도착하자마자 컴퓨터를 켜고 '치과 전자차트 장단점'을 검색했다. 강의 자료, 사용 매뉴얼, 실제 도입 사례까지 수많은 자료가 쏟아졌다. 그날 밤 늦게까지 머릿속에서 시뮬레이션을 돌렸다. "우리 병원에 적용하면? 초기 리스크는? 반대는 어떻게 설득하지?"

다음 날, 작은 다이어리를 들고 출근했다. 그 안에는 이렇게 적혀 있었다.

"시스템이 없으면, 아무리 좋은 사람도 지친다." 이 짧은 문장은 이후 내가 변화를 시도할 때마다 붙잡은 신념이 되었다. 그리고 그날이, 하루를 버티던 직원에서 변화를 만드는 교육자로 나아가는 출발점이었다.

나는 그때부터 '생각에 머물지 말자'고 다짐했다. 우리 병원의 문제를 기록하고, 해결 아이디어가 떠오르면 반드시 글로 정리했다. 거창할 필요도 없었다. 자료화가 핵심이었다. 자료는 곧 설득의 도구였고, 실행의 밑바탕이 되었다.

치과에서 일하면서 수많은 실장들과 중간관리자들을 보았다. 나는 그들을 두 부류로 나눈다.

1. 문제를 알지만 "어쩔 수 없지" 하고 지나치는 사람.
2. 작은 불편이라도 개선하려 자료를 만들고, 원장님과 직원을 설득하는 사람.

차이는 단 하나였다. 생각만 하느냐, 실행하느냐.
지금 일터의 불편을 바꾸고 싶다면 이렇게 해 보자.

1. 문제를 구체적으로 기록하라. "불편하다"라는 추상적 감정이 아니라, 언제 어떤 상황에서 발생했는지 적는다.
2. 간단히라도 정리본을 만들어라. A4 한 장이어도 충분하다. 문제점, 개선 아이디어, 기대 효과 정도만 담아도 된다.
3. 대표원장님과 동료를 설득하라. 환자 입장에서 설명하면 공감대가 커진다.
4. 작게라도 실행하라. 시뮬레이션을 돌려본 경험이 곧 나만의 노하우가 된다.

변화의 가장 큰 계기는 보험청구 교육에서 시작됐다. 당시 우리 병원 환자 수는 하루 평균 180명에 달했지만, 보험청구 누락과 기록 오류가 끊이지 않았다. 이로 인한 환자 불만과 병원 손실은 결코 가볍게 넘어갈 수 있는 문제가 아니었다.

나는 문제를 해결하기 위해 퇴근 후 원장님과 직원들을 대상으로 보험청구 기초 교육을 시작했다. 보험청구의 기본 원리, 차트 기록 방식, 경영통계 분석까지 차근차근 다뤘다. 그 과정에서 우리의 잘못된 습관이 선명하게 드러났다.

같은 내용을 기록하더라도 형식이 제각각이었다. A 원장님은 약어를 사용했고, B 원장님은 긴 문장으로 작성했다. 글씨가 너무 날려서 해독이 어려운 경우도 많았으며, 날짜나 시간을 빼먹는 경우, 아예 기록을 누락하는 경우도 있었다. 이는 개인의 성실 문제가 아니라 표준 부재에서 비롯된 구조적 문제였고, 곧 환자 불만으로 돌아왔다.

이 악순환을 끊기 위해 나는 전자차트 도입을 제안했다. 그러나 예상치 못한 난관이 이어졌다.

첫 번째 난관은 직원들의 저항이었다. "그거 배우느니 그냥 종이가 편하죠." 몇몇 직원은 대놓고 불만을 표했다.

두 번째 난관은 원장님들의 습관이었다. 수십 년 동안 종이차트에 기록하던 원장님들에게 키보드와 마우스를 사용하라고 하는 건 쉽지 않았다. 익숙한 손동작을 버리고 새로운 입력 방식을 배우는 건 누구에게나 부담이었다.

세 번째 난관은 업무 속도와 병행 문제였다. 하루 180명의 환자가 오가는 상황에서, 단번에 전자차트로 전환하는 것은 리스크가 컸다.

나는 결국 종이차트와 전자차트를 1년간 병행하는 방안을 제안했다. 병행 초기에는 혼란이 컸다. 오히려 종이와 전자를 동시에 쓰느라 업무가 두 배로 복잡해졌다. 하지만 나는 이 시기를 '학습 기간'으로 삼았다. 그리고 전자차트의 장점을 하나씩 체감하게 했다. 보험 청구, 차팅 기록, 환자 정보 검색 속도, 통계 등 직접 해보니 확실히 효율이 높아지는 것을 직원들이 느끼기 시작했다.

예를 들어 기공물 의뢰서를 전자차트로 관리하자 의뢰건수, 재제작률, 리메이크사유를 통계로 뽑아내어 품질 회의에 활용할 수 있었다. 단순히 '감'이 아니라 데이터 기반으로 진료 개선이 가능해졌다. 처음엔 거부감을 보였던 직원들이 하나둘씩 "생각보다 편하네요"라고 말하기 시작했다. 거부감은 호기심으로, 호기심은 자신감으로 바뀌었다.

나는 맞춤형 매뉴얼을 제작해 배포했다. 단순한 사용법이 아니라, "왜 이 방식이 필요한가"를 설명하며 시스템의 가치를 공유했다. 변화는 이해 없이 강요하면 오래가지 않는다는 것을 알았기 때문이다.

우리는 '전담제치과'라는 특수한 진료 방식을 사용하고 있었기 때문에, 일반 치과와는 다른 흐름에 맞춰 전자차트 기능을 수정할 필요가 있었다. 예를 들어, 위생사별 예약 관리, 인센티브 산출을 위한 상담·수납 금액 통계, 전담 진료 흐름에 맞춘 화면 구성 등 이런 세부 기능들은 기존 프로그램에는 없었다. 그래서 나는 초기 도입 단계부터 매일같이 고객센터에 전화를 걸어 불편한 점과 개선 사항을 전달했다. 그렇게 주고받은 피드백은 차례차례 업데이트에 반영됐다. 그렇게 우리 병원만의 맞춤형 전자차트가 완성되어갔다.

새로운 시스템을 도입하려는 후배들에게, 나는 네 가지를 강조하고 싶다.

1. 도입 전에는 반드시 비교·검토하라. 화면 구성, 교육 자료, 피드백 속도를 따져보라.

2. 병행 기간을 두라. 단번에 바꾸면 저항이 크다. 최소의 학습 기간을 설정하라.

3. 맞춤형 매뉴얼을 만들라. 단순 사용법이 아니라 "왜 이 방식이 필요한가"를 설명해야 한다.

4. 피드백을 주저하지 마라. 작은 불편도 꾸준히 건의하면 시스템은 점점 우리 병원에 맞춰진다.

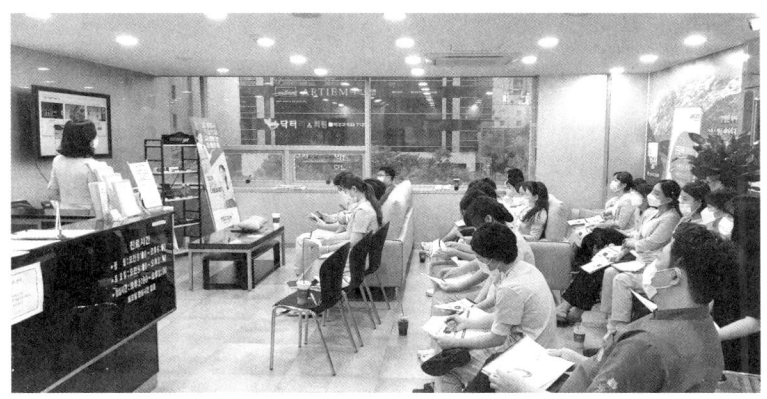

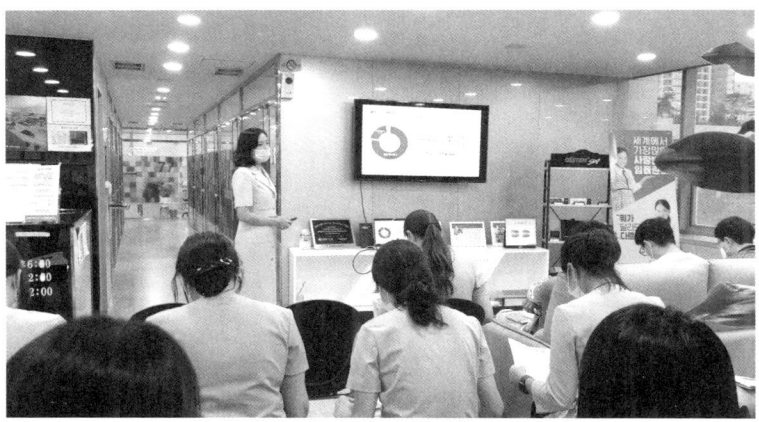

시스템을 관철하기 위한 4가지 조언

새로운 시스템의 성공 여부는 '도입'이 아니라 '현장 적용'에 달려 있다. 프로그램을 깔고 장비를 들여놓는 것만으로는 아무 일도 바뀌지 않는다. 환자와 직원이 매일 마주하는 순간, 즉 현장의 접점에서 매끄럽게 작동해야 비로소 의미가 생긴다. 기본적인 것부터 점검해 보자.

1. 디지털 문진 — 기계보다 사람이 먼저다

많은 치과가 태블릿이나 키오스크를 통한 전자 문진을 도입한다. 편리해 보이지만, 나는 현장에서 다른 현실을 마주한다.

고령의 환자분은 디지털 화면을 낯설어 한다. 손가락은 화면 위에서 머뭇거리고, 글씨는 잘 보이지 않는다. 환자가 직접 입력하다 보니 "오늘 어디가 불편하세요?"라는 짧은 대화조차 생략되는 경우가 있다. 라포가 형성되지 못하고, 차가운 공기가 흐른다.

무엇보다 중요한 건 신환이다. 첫 방문에서 환자가 처음 마주하는 게 사람이 아니라 기계라면? 치과의 첫인상은 그 순간 차갑게 굳어버린다.

그래서 나는 직원들에게 교육 스크립트를 나눠줬다.

"안녕하세요, 접수 도와드릴 ○○○입니다. 간단히 몇 가지 확인 뒤 태블릿으로 문진 도와드릴게요. 불편하시면 제가 대신 입력해 드리겠습니다."

이 짧은 문장이 환자의 표정을 바꾼다. 디지털은 수단일 뿐, 사람 사이의 접점을 대신할 수 없다. 요즘 치과는 인테리어도 훌륭하고, 장비도 최신식이다. 하드웨어로는 사실 큰 차이가 없다. 진짜 차별화는 환자가 느끼는 첫 순간, 즉 사람과 사람의 접점에서 생긴다. 디지털 문진은 편리해야 하지만, 동시에 따뜻해야 한다.

2. 내원동기(유입경로) — 감이 아니라 지표로 예산을 움직인다

환자에게 "어떻게 우리 치과를 알게 되셨어요?"라고 묻는 건 너무나 일상적인 질문이다. 하지만 그 답변을 어떻게 기록하고 활용하느냐에 따라 병원의 전략은 완전히 달라진다.

대부분은 이렇게 적는다. 지인, 검색, 집 근처라서, 간판 보고… 얼핏 보면 충분해 보이지만, 사실상 아무런 전략적 의미가 없다. 광고비를 쓰면서도 "이게 효과가 있나?" 하는 의문만 남는다. 그래서 나는 내원동기를 세분화하기 시작했다.

① 상위 채널: 소개/SNS/검색/입지/오프라인/유료매체
② 하위 채널: 네이버 플레이스/유튜브/인스타/블로그/간판/현수막/직장근처 등
③ 세부 태그: 콘텐츠명, 키워드 등

예를 들어, "SNS/유튜브/임플란트 영상"이라고 기록한다. 이렇게만 입력해도 데이터는 완전히 달라진다. 이제는 단순히 '검색'이 아니라, '유튜브 임플란트 콘텐츠'가 실제 환자를 데려왔다는 사실이 드러난다.

이 데이터를 기반으로 작성한 리포트를 보면 더 명확하다. 채널별 신환수, 재진수, 총진료비, 본인부담, 보험청구, 상담→성공율까지 한눈에

보인다. 광고비를 어디에 줄이고 어디에 더 투자해야 하는지, 어떤 콘텐츠에 힘을 실어야 하는지 감이 아니라 지표로 판단할 수 있다. 내원동기는 단순한 기록이 아니다. 우리의 마케팅 방향을 결정짓는 나침반이다.

3. 지인소개 — 관계 마케팅의 금광을 구조화하라

치과는 결국 신뢰의 비즈니스다. 그 신뢰가 가장 잘 드러나는 순간이 바로 지인소개다.

그런데 많은 병원이 이 중요한 데이터를 허술하게 다룬다. 이름 하나 적어두고 끝내는 경우가 적지 않다. 그러다 보면 누가 몇 명을 소개했는지, 소개 환자의 진료비가 얼마인지 알 길이 없다. 단순히 "소개 많다더라" 하는 이야기만 남는다.

먼저 소개자를 정확하게 입력한다. 동명이인을 대비해 생년월일 + SNS 주소 뒷자리까지 확인을 하고 정확하게 기록한다. 그러면 시스템이 자동으로 소개자별 누적 환자 수, 총진료비, 수납액을 집계해준다. 하지만 숫자만 보는 건 부족하다. 액션 플랜이 필요하다.

예를 들어, 3명, 5명 소개 시 혜택을 다르게 제공하는 규칙을 만든다. 소개 직후에는 반드시 감사 메시지나 전화를 드리게 한다.

"○○님, 소중한 소개 감사드립니다. 오늘 소개해 주신 △△님 진료 잘 마치셨습니다. ○○님 ○월 ○일 예약이 잡혀 있는데 더 신경 써서 도와드리겠습니다."

방문 예정일이 없다면 예약을 잡을 수 있도록 자연스럽게 대화를 이어간다. 이렇게 누적된 데이터와 작은 실행들이 결국 병원의 차별화 포인트가 된다. 관계 마케팅은 우연이 아니라, 구조화된 실행에서 나온다.

4. 환자구분(세그먼트) — 운영과 경영을 동시에 본다

모든 환자가 똑같아 보이면 병원은 금세 길을 잃는다. 내원 주기, 객단가, 전환율은 환자 그룹에 따라 크게 다르다. 그런데 구분 없이 관리하면 결국 우리 치과의 현황을 파악할 수가 없다. 그래서 나는 환자구분을 두 축으로 나눴다.

① 운영용: 예약표에서 바로 보이는 라벨. 임플란트, 교정, 치주, 소아, 미백 등.
② 경영용: 만족도 조사 대상, 사보험 환자, 증례 포스팅 동의 환자, 고위험군 등.

예를 들어, A그룹은 임플란트 환자다. 단가가 높고 내원 횟수는 적지만, 장기간 관리가 필요하다. 상담과 수술 준비, 치료 후 관리까지 체계적인 동선이 필수다. 반면 B그룹은 미백 환자다. 단가는 낮지만 반복 내원 가능성이 높다. 이런 그룹은 단기 프로모션을 설계하면 효과를 볼 수 있다.

이렇게 그룹별로 구분해 데이터를 보면, 단순 매출 숫자가 아니라 운영 흐름이 보인다. 어느 그룹에 리소스를 더 배분해야 하는지, 어떤 그룹에서 이탈률이 높은지, 어떤 그룹의 전환율이 좋은지 명확해진다.

시스템을 정착시키는 힘은 결국 현장 실행에서 나온다. 디지털은 따뜻해야 하고, 데이터는 감이 아니라 지표여야 하며, 관계는 허투루 다루지 말고 구조화해야 하고, 환자는 구분되어야 운영과 경영이 동시에 보인다. 오늘 당장 점검해 보자. 우리 병원의 현장은 제대로 설계되어 있는가?

조직을 운영하는 중간관리자의 역할

　직원들이 실무에 바로 적용할 수 있도록 만든 내부 교육용 매뉴얼은 어느새 500장을 넘어섰다. 문서만으로는 부족하다고 생각해, 출근길 지하철이나 버스에서 들을 수 있는 교육 영상도 제작해서 직원들에게 공유했다. 첫 웨비나 강의를 마친 후, 직원들에게 물었다.

　"출근길에 영상 봤는데, 이해 잘 돼요?"

　"네, 과장님. 영상 보면서 아침에 바로 적용했어요."

　그 대답에 피곤함이 싹 가셨다. 실무에 도움이 된다면 더 만들지 않을 이유가 없었다.

　500장이 넘는 내부 매뉴얼은 결국 "한큐에 끝내는 원클릭"이라는 제목의 종이책으로 발간됐다. 다른 원장님들도 구매해 사용할 정도로 반응이 좋았다. 어떤 치과는 단체 구매와 함께 초기 교육부터 전환 당일 상주 지원까지 요청하기도 했다. 내가 현장에서 부딪히며 만든 자료가 누군가의 업무 효율을 높인다는 사실은, 그 어떤 성과보다 값졌다.

　매뉴얼을 만들고, 출근길 영상 강의를 제작한 건 단순히 열정 때문만은 아니다. 나는 시스템을 정착시키기 위해 필요한 모든 방법을 시도했다. 후배 강사들에게도 말하고 싶다. 교육 자료는 많을수록, 구체적일수록 현장에서 힘을 발휘한다.

　이후 종이차트 전환 프로젝트 매니저로서, 계획 수립·직원 교육·전환 당일 진료 흐름까지 직접 챙겼다. A부터 Z까지 세심하게 조율해야 했지만, 혼란 없이 전환이 완료될 때마다 큰 보람을 느꼈다.

2023년에는 오스템 소프트웨어 자문위원으로 위촉되어 현장의 목소리를 반영했고, 스탭 세미나와 오프라인 교육을 통해 다른 병원 직원들의 적응도 도왔다.

예전의 나는 불평만 하던 직원이었다. 그러나 지금은 문제를 발견하면 개선 방법부터 찾는다. 교육자는 특별한 사람이 아니라, 문제를 끝까지 놓지 않고 해결하려는 사람이다. 교육은 수단일 뿐이다. 현장의 문제는 현장 실무자가 가장 잘 안다. 상황을 대충 넘기지 말고, 기록하고, 개선점을 찾으려는 태도만으로도 길은 열린다.

변화는 언제나 누군가의 불편에서 시작된다. 그러나 그것을 끝까지 붙잡고 개선하려는 끈기가 있어야만 조직도 성장하고, 나 자신도 성장한다.

많은 이들이 중간관리자를 '위와 아래를 연결하는 사람'이라고 정의한다. 하지만 내가 생각하는 중간관리자는 문제를 발견하고, 해결책을 제시하며, 그 변화를 조직의 문화로 정착시키는 사람이다. 작은 디테일 하나의 개선이 결국 시스템이 되고, 시스템이 정착되면 직원은 효율적으로 일하며 환자는 더 나은 서비스를 받는다.

후배들에게 꼭 말하고 싶다. 문제를 발견했다면 기록하라. 기록했다면 제안하라. 제안했다면 실행하라. 그리고 결과를 끝까지 확인하라. 그 작은 행동의 반복이 결국 당신을 교육자로, 중간관리자로, 더 나아가 조직의 성장을 이끄는 사람으로 만들어 줄 것이다.

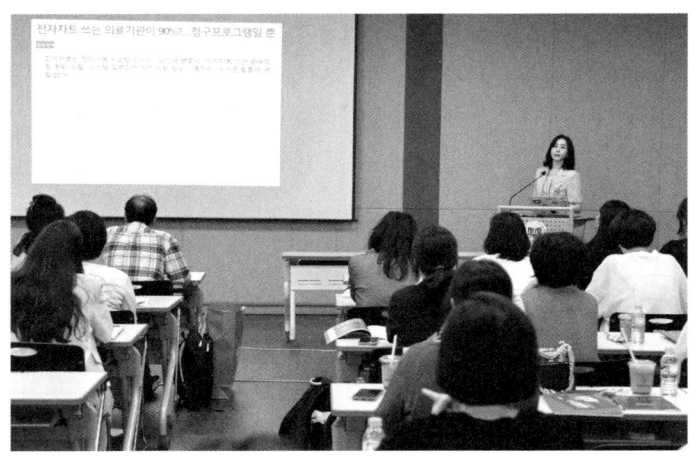

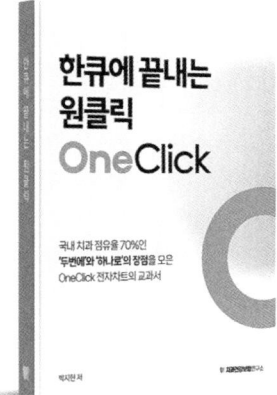

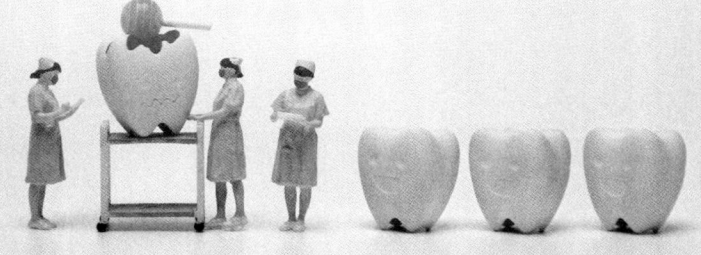

한 사람의 말이 누군가의 길이 되고,
한 사람의 선택이 다음 세대의 등불이 된다.
이 파트는 치과위생사라는 이름으로
사람을 남기고, 삶의 변화를 이끌어 세상을 밝힌 이들의 이야기다.

PART 3

삶의 변화를 이끄는 치과위생사

: 멘토가 되고, 철학이 되어, 세상을 비추다

『권양옥』
사람과 삶을 잇는 교육

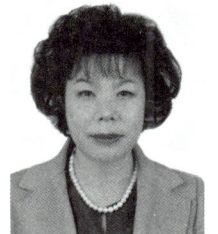

- 경력:
  현) 사하구보건소 가족보건팀장
  현) 대한치과위생사협회 보건회 10대 회장
  현) 부산시민구강건강증진협의회이사
  현) 대한치과위생사협회 부산광역시회 고문
  전) 부산, 경남치과위생사회 12대 회장
  전) 부산광역시치과위생사회 13대 회장
  전) 사답법인대한치과위생사협회 보건회 부회장, 감사
  전) 동의대학교 치위생학과 겸임교수
  전) 동주대학교 치위생과 겸임교수
- 최종학교: 인제대학교 보건대학원 보건관리학과 석사
- 교육경력: 부산 관내 지역대학교 치과위(학)생사 역할과비전 등 특강 (경남정보
  대학교, 신라대학교, 대동대학교, 부산과학기술대학교, 영산대학교, 진주보건 대학
  교 등), 한국구강치위생학회, 한국구강보건과학회외 다수 지역사회 구강보건사업
  통합돌봄사업 등 특강, 대한치과위생사회 부산광역시회 및 보건회 특강
- 관심분야: 구강보건 교육 및 예방 중심 활동
- 자격 및 수료: 중앙회 제4기 노인구강전문 자격증, 사회복지사, 요양보호사,
  방문구강보건교육자 자격증부산시독립구강건강교육자 정민숙), 시니어 웰니스
  건강 코칭 전문가 자격증, 웰튼식 레터링 케익 데코레이팅 2급 과정 자격증,
  시니어헬스케어지도자 자격증, AIOBIO 링크 덴스를 활용한 봉사 수료증, 부산시
  의료돌봄통합 전담조직 역량강화 교육 수료 등
- SNS 주소: 인스타그램 | yangokkwon / 블로그 | 권양옥 강의실 – Daum 카페
- 나를 한 문장으로 표현한다면?
  작은 손끝으로 사람의 삶을 돌보며, 진심으로 세상을 따뜻하게 변화시킨 치과위생사
- 이 글이 전하고자 하는 핵심 메시지는?
  1988년 고성군보건소에서 치과위생사로 첫발을 내디딘 나는 37년 넘게 공직
  현장에서 사람과 삶을 돌보며, 현장의 목소리를 조직의 변화로 연결해 왔다. "작은
  손끝이 사람의 삶을 바꿀 수 있다"는 믿음으로 매일 현장에서 진심을 다하고 있다.
  치과위생사라는 이름에 담긴 자긍심과 책임, 그리고 따뜻한 연대의 정신을 글과
  교육을 통해 후배들에게 전하며, 동료들에게는 감사의 마음을 나눈다. 이 책은
  후배들에게는 길잡이이자 격려의 메시지이며, 함께 걸어온 동료들에게는 헌신과
  사랑의 기록이다.

교육자의 시작, 경험에서 비롯된 변화

"양치질이 무섭다"며 울음을 터뜨린 여섯 살 아이. 내가 교육의 길에 발을 들여놓게 된 순간은 그렇게 예상치 못한 진료실에서 찾아왔다.

처음 미취학아동 구강보건사업에 참여했을 때만 해도, 나는 충치 예방과 올바른 양치 습관을 가르치는 '작은 미션'을 수행한다고 생각했다. 치과위생사로서 익숙한 지식과 기술을 전달하는 것이 교육의 전부라고 믿었다.

하지만 아이는 내 계획을 단번에 무너뜨렸다. 진료 의자에 앉자마자 눈물이 쏟아지고, 손은 칫솔을 밀쳐내며 온몸으로 거부 의사를 드러냈다. 나는 당황했다.

'이 아이를 어떻게 해야 할까? 교육이란 게 정말 가능한 걸까?' 머릿속이 복잡해졌다. 억지로 칫솔을 쥐여주려 했던 순간, '이건 아이에게 또 하나의 상처가 될 수 있다'는 직감이 나를 멈춰 세웠다.

그때 떠올린 방법은 뜻밖에도 놀이극이었다. 책상 위에 있던 인형을 꺼내어 칫솔을 쥐여주고, "코끼리 아저씨도 자기 전에 이를 닦는단다"라며 작은 연극을 펼쳤다. 놀랍게도 아이의 눈물이 멎었다. 눈동자가 호기심으로 반짝이며 인형을 따라 칫솔을 움직이기 시작했다. 결국 아이는 스스로 입을 벌리고 양치질을 흉내 냈다. 며칠 뒤 부모님은 "이제는 집에서도 먼저 양치를 하겠다고 한다"며 감사 인사를 전했다.

그 순간 나는 교육의 본질을 다시 보게 되었다. 교육은 지식을 머리에 심는 일이 아니라, 두려움을 이해하고 감정을 어루만지는 과정이라는 것. 아이에게 가장 필요한 건 양치법 자체가 아니라, "양치질은 괜찮은 일이야"라는 안전한 감정이었다.

비슷한 경험은 초등학교 1학년 집단 교육에서도 있었다. 치아 모형을 무서워하던 아이가 수업 내내 뒤에 숨어 있었지만, 내가 모형을 직접 만져보게 하고 칫솔질을 놀이처럼 바꿔주자 표정은 서서히 변했다. 두려움은 호기심으로, 호기심은 자신감으로 바뀌었고, 수업이 끝나자 아이는 "엄마, 나 혼자서도 할 수 있어!"라며 스스로를 자랑했다. 어머니는 눈물을 글썽이며 내 손을 꼭 잡았다.

그때부터 나는 교육을 준비할 때 '무엇을 가르칠까'보다 '어떻게 느끼게 할까'를 먼저 고민하기 시작했다. 단순한 지식 전달을 넘어, 경험을 통해 마음을 여는 교육. 그것이 내가 교육자로 성장하는 첫걸음이자, 지금도 지켜가고 있는 철학의 시작이었다.

보건소 현장에서 싹튼 교육 철학

보건소는 내게 단순한 직장이 아니라, 교육자로서 철학이 태어난 교실이었다. 진료실처럼 준비된 환경이 아니라, 나이·배경·상황이 제각각인 사람들을 마주하는 현장은 언제나 변수를 안고 있었다. 그 속에서 나는 교육이 단순한 기술 습득이 아니라, 삶과 존엄을 지켜주는 행위임을 몸으로 배워야 했다.

가장 선명한 기억은 어느 날 만난 한 어르신이다. 의치 관리 교육에 참석한 그는 내 말이 채 시작되기도 전에 고개를 저으며 중얼거렸다.

"내 나이에 뭘 더 배우겠어."

순간 공기가 싸늘해졌다. 강의안을 그대로 이어갔다면 아마 그분의 마음은 닫힌 채 끝났을 것이다. 그래서 나는 접근을 바꿨다. 생활 속 작은 사례를 꺼내어 이야기했다. "어르신의 미소는 가족들에게 큰 힘이 됩니다. 잘 관리된 의치는 단순히 씹는 기능을 넘어, 그 미소를 오래 지켜주는 약속이에요."

강의가 끝난 뒤, 그 어르신은 주저하다가 내 손을 꼭 잡으셨다. 떨리는 목소리로 한마디를 남기셨다. "고맙네." 그 순간 나는 알았다. 지식보다 먼저 전해야 할 것은 존중이었다는 것을.

또 다른 시간은 치매 어르신을 대상으로 한 교육이었다. 이름조차 잊어버리는 분이 양치 리듬송을 부르며 천천히 칫솔질 동작을 따라 하던 모습은 아직도 잊히지 않는다. 교육 말미에 그분이 남긴 말은 내 가슴을 울렸다.

"오늘은 이를 닦았다는 걸 꼭 기억하고 싶어."

나는 속으로 다짐했다. 교육이란 치아 관리법을 전달하는 것이 아니라, 한 사람의 존엄과 기억을 지켜주는 과정이어야 한다는 것을.

시각장애인을 위한 교육에서는 새로운 도전이 있었다. 기존의 그림 자료나 시연 중심 방식은 무용지물이었다. 대신 칫솔 손잡이에 점자 스티커를 붙이고, 치약 튜브에는 작은 돌기 표시를 해 두었다. 리듬송을 활용해 순서를 기억할 수 있도록 돕자 참가자들은 웃음을 터뜨리며 따라 했다. 한 분은 이렇게 말했다.

"나는 눈으로 못 봐도, 손끝으로 느낄 수 있어요."

그 말은 교실에 큰 울림을 주었다. 교육은 정답을 강요하는 것이 아니라, 각자에게 맞는 자기만의 길을 찾게 해주는 과정임을 확신하게 된 순간이었다.

보건소에서의 경험들은 내 교육 방식을 완전히 바꾸었다. 이전에는 '정답을 어떻게 잘 전달할까'에 초점을 두었다면, 이제는 '스스로 해냈다는 경험'을 제공하는 것이 최우선이 되었다. 그 작은 성공 경험 하나가 아이에게는 용기를, 노인에게는 존엄을, 장애인에게는 자립의 시작을 만들어냈기 때문이다.

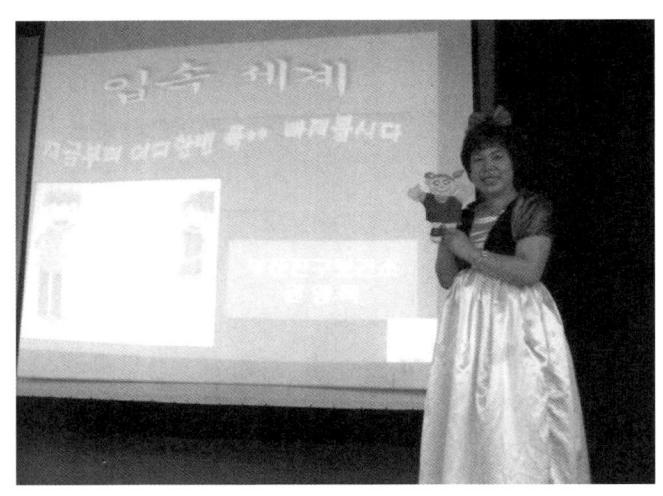

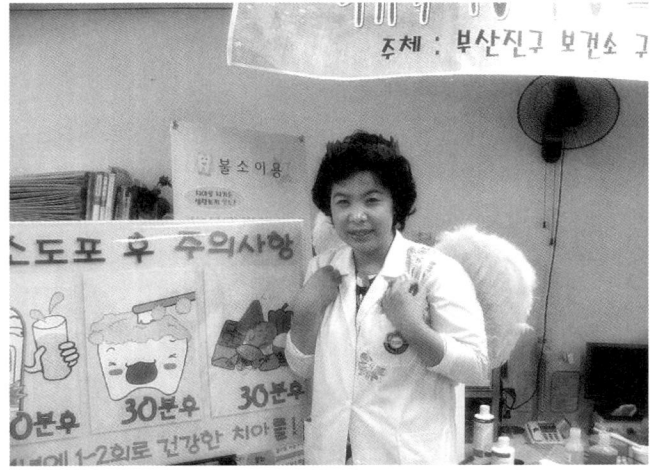

　교육 쯤 한다는 치과위생사들의 이야기

장애인 교육, '자기효능감'의 발견

처음 복지관에서 발달장애 성인을 대상으로 교육을 맡았을 때, 나는 준비해 간 교재와 PPT 자료가 충분하리라 믿었다. 하지만 첫 수업에서 그 믿음은 산산이 깨졌다. 스크린에는 그림과 글자가 가득했지만, 참가자들의 시선은 금세 멀어졌다. 열정적으로 설명을 이어가도 고개는 천천히 숙여졌고, 집중은 오래가지 않았다. 그 순간 나는 깨달았다. 이 방식으로는 아무도 움직이지 않는구나.

방법을 바꿔야 했다. 나는 책상 밑에 두었던 커다란 치아 모형과 그림 카드를 꺼내 들었다.

직접 눈으로 보고 손으로 만지는 순간, 분위기는 서서히 변했다. "이건 치약, 이건 칫솔이에요. 같이 한번 해볼까요?" 한 사람, 두 사람이 따라 하기 시작했고, 교실은 조금씩 활기를 띠었다.

특히 한 참가자가 눈에 띄었다. 그는 칫솔을 거꾸로 잡은 채 서툴게 움직였다. 처음엔 잘못된 방향으로만 닦았고, 곧 지쳐서 칫솔을 내려놓으려 했다. 나는 그의 손을 살짝 잡아 올바른 방향을 알려주고, "다시 해봐요. 천천히."라고 격려했다. 몇 번의 반복 끝에, 그는 마침내 칫솔을 바르게 잡는 데 성공했다. 순간 그의 얼굴에 번진 미소는 교실 전체의 공기를 바꾸었다.

"나 혼자서도 닦을 수 있어요!"

그 말이 터져 나오자, 교실은 환호와 박수로 가득 찼다. 그의 눈빛은 그 어떤 전문가의 설명보다 강렬했다. 스스로 해냈다는 자부심이 그의 전신에서 빛나고 있었다. 교육의 목표는 완벽한 칫솔질이 아니라, '나는 할 수 있다'는 확신을 만들어주는 데 있다는 것을 그날 나는 알았다.

시각장애인 교육에서는 또 다른 깨달음을 얻었다. 시각 자료는 아무 소용이 없었고, 새로운 접근이 필요했다. 나는 칫솔 손잡이에 점자 스티커를 붙이고, 치약 튜브에는 작은 돌기 표시를 붙였다. 그리고 노래를 활용했다.

"쓱쓱, 위아래, 빙글빙글~"

그날 이후 나는 모든 교육의 설계를 바꾸었다. 아동, 청년, 시니어를 대상으로 한 프로그램에도 반드시 '성취의 순간'을 심어두었다. 아이가 스스로 양치질을 해냈을 때의 환호, 청년이 자신의 강점을 발견했을 때의 눈빛, 노인이 존중받았을 때의 미소—이 모든 순간들이 자기효능감으로 이어졌다. 나는 장애인 교육 현장에서, 지식보다 오래 남는 것은 감정이고, 그 감정이 사람의 행동을 바꾼다는 것을 배웠다.

세대와 정책을 잇는 맞춤형 교육

세대가 달라지면 교육의 언어도, 속도도, 분위기까지 새롭게 설계되어야 한다. 가장 뚜렷하게 느낀 것은 MZ세대 공직자들과의 만남이었다. 처음에는 화려한 PPT와 최신 통계를 준비했다. 하지만 강의가 시작되고 얼마 지나지 않아, 나는 공기의 흐름이 싸늘해지는 것을 감지했다. 눈빛은 차갑고, 표정은 무표정했다. 그 순간 깨달았다. 이 세대가 원하는 건 단순한 정보가 아니라, 그 이상의 이야기와 공감이었다.

나는 PPT를 꺼버리고, 의자에 기대어 편하게 물었다.

"여러분, 직장에서 가장 힘든 순간은 언제인가요?"

처음엔 조용했지만, 한 명이 용기를 내어 입을 열자 대화는 빠르게 번졌다. 상사와의 갈등, 일과 삶의 균형, 자기 자신에 대한 의심…. 진솔한 이야기들이 쏟아졌다. 강의실은 더 이상 일방적인 수업이 아니라, 서로의 마음을 확인하는 공간이 되었다. 참가자들의 얼굴은 점점 환해졌고, 강의는 마치 오래된 친구들과의 대화처럼 이어졌다. 나는 배웠다. 교육은 형식이 아니라, 진짜 이야기를 나누는 자리에서 살아난다.

시니어 교육은 정반대였다. 젊은 세대와 달리, 빠른 대화보다 느리고 반복적인 실습이 필요했다. 나는 치아 모형과 칫솔을 들고 천천히, 열 번이고 반복해서 동작을 보여주었다. 처음엔 지루해하던 어르신들도 점차 따라 하기 시작했다. 수업이 끝난 뒤, 한 어르신이 내 손을 꼭 잡으며 말했다.

"오늘은 내가 웃었어. 고마워."

그 짧은 한마디에 내 마음이 뭉클해졌다. 교육은 지식을 전달하는 일이 아니라, 누군가의 하루에 다시 불빛을 켜주는 경험일 수 있다는 사실을 어르신이 몸소 보여주신 것이다.

그리고 서울시청 구강보건 성과대회. 나는 지역에서 진행한 구강보건 사업을 토대로 정책 제안 발표를 맡았다. 단상 위에 서서 현장의 사례를 정책 언어로 바꾸어내는 순간, 온몸에 전율이 흘렀다. 치과위생사는 더 이상 환자의 치아만 돌보는 사람이 아니다. 현장의 목소리를 사회의 언어로 바꾸는 사람, 변화를 촉발하는 주체가 될 수 있다는 것을 깊이 실감했다.

교육은 강의실에만 머무르지 않는다. 아이에서 노인까지, 개인에서 정책까지. 그 모든 흐름을 이어주는 다리 역할을 할 때 비로소 교육은 진짜 힘을 가진다. 나는 그 길 위에서, 치과위생사이자 교육자로서의 사명을 더욱 단단히 새기게 되었다.

치과위생사의 내일을 위하여

처음 치과위생사의 길에 들어섰을 때, 나는 '고급기술을 가진 전문가'가 되고 싶었다. 환자의 구강 건강을 관리하고, 충치를 예방하며, 스케일링을 통해 치료실의 역할을 다하는 것. 그것이 내가 상상한 전부였다. 하지만 시간이 흐르면서 이 일이 결코 기술에만 머물러선 안된다는 사실을 깨달았다. 불안에 떨며 눈물을 흘리던 아이의 눈빛, 양치질을 거부하던 노인의 떨리는 손, 진로의 갈림길에서 흔들리며 고민을 털어놓던 청년의 표정—그 모든 순간은 나에게 질문을 던졌다. "치과위생사의 역할은 어디까지일까? 나는 치아만 돌보는 사람인가, 아니면 삶을 돌보는 사람인가?" 현장에서의 경험은 내게 답을 주었다. 나는 환자들과의 만남에서 배운 이야기를 강의실로 가져갔다. 학생들과는 미래의 불안을 나누고, 어르신들과는 잊혀진 품위를 되찾는 법을 이야기했으며, 장애인 교육에서는 스스로 할 수 있다는 작은 성취의 가능성을 함께 확인했다. 교육은 지식만을 전달하는 행위가 아니라, 사람의 가능성을 넓히고 삶을 지탱하는 힘을 길러주는 과정이라는 것을 온몸으로 체험했다. 지식은 수단일 뿐, 사람을 움직이는 힘은 결국 공감과 진심이었다.

치과위생사라는 이름으로 걸어온 길은 내게 전문성의 의미를 새롭게 묻도록 했다. 그것은 정확한 기술과 숙련된 손길만의 문제가 아니었다. 불안한 아이에게 건넨 작은 위로, 청년의 눈빛을 바꿔놓은 솔직한 고백, 노인의 손을 잡으며 나눈 존중의 마음, 그리고 장애인에게서 들은 "나도 할 수 있다"는 외침 속에 진정한 전문성이 있었다. 전문성이란 곧 마음의 닿는 범위, 그 깊이가 어디까지 사람을 품을 수 있느냐에 달려 있었다.

아이에게는 안전을 느끼게 해주는 놀이가, 청년에게는 다시 도전할 용기가, 시니어에게는 삶의 존엄을 회복하는 존중이, 장애인에게는 자립을 향한 자기효능감이 필요했다. 나는 그 모든 순간마다 배우고 또 성장했다. 교육자는 가르치는 사람이 아니라, 함께 배우는 사람이라는 사실을 깨닫게 된 것이다. 그래서 이 책은 단순한 교육 사례의 모음집이 아니다. 치과위생사로 살아오며 만난 수많은 얼굴들, 그들의 삶의 결을 닦아주며 나 역시 닦여 온 시간의 기록이다. 환자와 학생, 어르신과 동료들, 그리고 나 자신이 함께 만들어낸 사람을 잇는 교육 철학의 여정이다.

이제 막 치과위생사의 길을 꿈꾸는 학생들, 첫 직장을 시작하며 긴장과 설렘 사이에서 흔들리는 후배들, 교육의 의미를 다시 묻고 있는 동료들에게 나는 이 글을 건넨다. 이 글이 완벽한 해답은 아니더라도, 앞길을 밝혀줄 작은 등불이자 단단한 나침반이 되기를 바란다.

치과위생사라는 직업은 치아만을 돌보는 일이 아니다. 그것은 두려움으로 입을 닫은 아이의 마음을 열어주고, 삶의 무게에 지친 어르신의 미소를 되찾아주며, 흔들리는 청년에게 "괜찮다, 다시 할 수 있다"는 믿음을 건네는 일이다. 우리는 치아를 닦는 사람이 아니라, 사람의 마음을 닦고 삶을 이어주는 사람이다.

나는 오늘도 그 길 위에 서 있다. 후배들에게 이렇게 말하고 싶다.

"교육은 거창한 무대에서 시작되지 않는다. 한 사람의 두려움을 이해해주고, 작은 성공을 경험하게 해주는 순간에서 시작된다."

그 순간들은 모여 누군가의 인생을 지탱하는 힘이 될 것이다.

『최지은』
교육을 스캔하고, 디자인하고, 공유하다

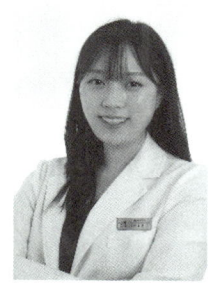

- 경력 :
  현) 비욘드치과병원 진료팀장
  현)대한보건인재개발원 책임강사
  현)대한치과위생사협회 재무위원
  현)진단검사치의학회 홍보위원
  현)치과병원 감염관리 실태조사 위원
- 최종학력: 이화여자대학교 임상치의학대학원 구강보건학과 석사 재학중
- 교육경력: 병원디지털상담전문가과정, 병원환자안전관리사, 초등 구강 건강 교육, 최신 교정 트렌드, 임상 교육 등
- 관심 분야: 디지털치의학, 치과 감염 관리
- 자격 및 수료: 치과위생사, DHD치과코디네이터 강사, 병원 디지털 상담 전문가, 병원환자안전관리사, Trios 구강 스캐닝 교육 수료
- SNS 주소: 인스타그램 | @Geunyo.dh
- 나를 한 문장으로 표현한다면?
  배움을 통해 성장하고, 성장을 나누는 치과위생사
- 이 글이 전하고자 하는 핵심 메시지는?
  배움은 '가르침'이 아니라 '설계'에서 시작된다.
  나는 후배를 지도하며 처음으로 교육의 본질을 배웠다.
  누군가의 성장을 돕기 위해서는 그 사람을 이해하고, 그 수준에 맞는 길을 디자인해야 했다.
  디지털 기술 교육에서는 '방법'을, 감염관리 교육에서는 '이유'를,
  아동과 노인 교육에서는 '마음의 문'을 먼저 열어야 했다.
  교육자는 지식을 쌓는 사람이 아니라, 배움의 길을 설계하는 사람이다.
  그래서 나는 오늘도 스캔하고, 디자인하고, 공유한다.

후배 교육이 내 교육의 시작이었다

치위생과를 선택했을 때, 처음부터 이 길이 꿈이었던 건 아니다. 그러나 1학년 첫 수업에서 접한 치아형태학과 구강해부학은 내 안의 호기심을 단번에 깨웠다. 그렇게 시작된 작은 흥미가 결국 내 직업의 시작이 되었다.

임상 1~2년 차의 나는 하루하루가 훈련이었다. 선배의 손끝을 따라 움직이고, 원장님의 지시에 맞춰 일하며 매일매일이 적응의 연속이었다.

나의 사수였던 5년 차 팀장님은 가르치기보다 깨닫게 하는 분이었다. 먼저 진료를 보게 하신 후 진료로 본 내용을 일지로 쓰게 하고, 학교에서 배운 이론과 비교하게 하셨다. 그리고 같은 진료를 다시 참관할 기회를 만들어 주셔서, '보고–정리하고–다시 보기'를 통해 임상 지식이 내 것이 되도록 도와주셨다. 이런 체계적인 교육 방식을 경험하면서 문득 '나도 언젠가는 이렇게 누군가를 가르칠 수 있을까?'라는 생각이 들었다.

3년 차가 되었을 무렵, 나는 치과에서 치위생과 실습생들과 신입 1년 차 선생님들을 교육하게 되었다. 먼저 치위생과 실습생들에게는 교과서 이론과 임상 현실을 연결하는 데 집중했다. 예를 들어, 신경치료 술식을 A/O, P/E, C/E・C/I・C/F로 나누어 각 단계별로 교과서 내용과 실제 술식을 비교하며 임상 흐름을 파악하도록 했다. 신입 치과위생사들에게는 한 단계 더 나아간 교육을 했다. 팀장님께 배웠던 방식 그대로, 먼저 진료를 참관하게 한 후 일지 작성과 이론 비교를 하도록 했다. 여기서 중요한 것은 관찰의 초점을 바꿔주는 것이었다.

"처음에는 원장님의 술식과 재료를 보는 게 당연하다. 하지만 술식을 어느 정도 이해했다면, 이제는 치과위생사 선배들을 집중해서 봐라. 이런 상황에서 저 선생님은 어떻게 대처하는지, 어려운 부분에서 어떤 팁을 쓰는지 관찰하고, 그걸 다음 진료에서 직접 써보면서 나만의 것으로 만들어가라"고 조언했다.

이렇게 교육하면서 깨달은 것이 있다. 효과적인 교육을 위해서는 단순히 지식을 전달하는 것이 아니라, 학습자 분석(Learner Analysis)이 선행되어야 한다는 점이었다. 실습생은 '이론을 임상에 어떻게 적용할 수 있는지'를 배우고 싶어 했고, 신입 치과위생사는 '실무 역량을 키우기 위한 관찰 기술'을 필요로 했다. 즉, 교육 대상자의 학습 목적과 현재 수준, 그리고 필요한 역량을 정확히 파악한 후 그에 맞는 차별화된 교육 프로세스를 설계하는 것이 진정한 교육의 핵심이라는 것을 경험을 통해 배웠다.

교육을 마친 후, 후배들의 반응은 내게 큰 울림을 주었다.
"이 방식으로 하니까 선배들의 노하우까지 배울 수 있어서 좋아요."
"선생님 설명으로 이론과 실제가 연결돼요."
그 말들이 쌓일수록 내가 쌓아온 경험이 누군가의 배움으로 이어지고 있다는 사실에 마음 한구석이 따뜻해졌다. 그리고 결정적으로 "지은 선생님이 설명해주시면 이해가 정말 잘 돼요. 학교에서 강의를 하신다면, 좋은 치과위생사들이 많이 나올 거예요."라는 한마디가 내 안의 작은 불빛이 되어, 지금까지도 나를 '교육자의 길' 위에 서게 하는 힘이 되었다.

그렇게 대상별 맞춤 교육을 설계하는 과정에서 교육에 대한 나만의 시야가 생기기 시작했고, '더 많은 학생들에게 나의 경험과 지식을 전하고 싶다'는 마음이 커졌다.

디지털로 전문성을 나누다

2019년, 디지털 장비가 아직 생소하던 시절 처음 구강스캐너를 다뤘다.

주변에서는 "그게 뭔데?"라는 반응이 대부분이었다. 솔직히 나조차도 낯설고 두려웠다. 그때의 나는, 디지털이라는 단어 자체가 부담이었다.

하지만 시행착오 끝에 조금씩 감을 잡아갔고, 어느새 그 낯섦은 익숙함으로 바뀌었다.

아날로그와 디지털 두 방식을 모두 경험한 덕분에, 나는 효율성과 정확성의 차이를 직접 느낄 수 있었다. 그리고 확신했다. '앞으로의 치의학은 디지털이 중심이 될 것이다.'

동료나 후배들에게 디지털 장비를 처음 설명해주던 날도 기억에 남는다. 처음에는 내가 직접 시연을 보여주며 설명했지만, 후배들은 '쉬워 보이는데? 나도 할 수 있겠는데?'라는 생각을 하는 게 보였다. 그래서 일단 직접 해보라고 했다.

막상 스캐너를 입안에 넣고 촬영해보니 혀와 입술의 간섭 때문에 손의 움직임과 화면상의 방향을 인지하기가 쉽지 않다는 걸 후배들도 금세 깨닫게 된다. 그때 내가 시행착오를 거쳐 터득한 구체적인 팁들을 하나씩 전해준다.

먼저 촬영 시 시선 처리다. 처음 구강스캐너를 사용할 때 술자들은 스캐너가 현재 어디에 위치해 있는지 확인하기 위해 환자의 구강을 직접 보면서 촬영하는 경우가 많다. 하지만 정확한 촬영을 위해서는 구강이 아닌 촬영되고 있는 모니터를 봐야 한다. 그래서 나는 교육할 때부터 구강 대신 모니터를 보는 습관을 들이도록 지도한다.

두 번째는 촬영 단계 축소다. 제조사에서는 상악을 교합면→협측→설측, 하악을 교합면→설측→협측으로 3단계 촬영을 권장한다. 하지만 시간 단축을 위해 나는 2단계 방식을 사용한다. 설측에서 바라본 교합면과 협측에서 바라본 교합면, 이 두 방향만 정확히 잡으면 충분하다.

후배가 한 번 시도해 보고는 "확실히 빠르네요!"라고 반응한다.

세 번째는 인접면 촬영 각도다. 치아 인접면(proximal area)은 처음부터 각도를 주고 촬영하는 것이 핵심이다. 정면으로만 접근하면 나중에 재촬영이 필요하지만, 처음부터 각도를 살짝 틀어 접근하면 재촬영 빈도를 크게 줄일 수 있다.

네 번째는 교합 확인법이다. 교합이 불안정한 환자의 경우 Bite 채득이 어려운데, 이때 교합지를 먼저 물려 교합점을 표시한 후 스캔하면 된다. 스캔 데이터에서 같은 위치에 교합점이 나타나면 정확하게 촬영된 것이다.

한 동작, 한 시선까지 짚어주며 후배들이 시행착오를 줄일 수 있도록 도왔다.

그리고 실수했을 때 대처법도 함께 알려준다.

다섯 번째는 스캔 실패 시 대처법이다. 스캔이 잘 안 나올 때 부분 삭제하고 다시 촬영하고, 또 안 되면 또 삭제하는 것을 반복하다 보면 데이터가 꼬여서 오히려 더 이상하게 나오는 경우가 많다. 이럴 때는 과감하게 전체 삭제 후 처음부터 다시 스캔하는 것이 빠르다.

마지막으로 환자 협조를 얻는 방법이다. Tell-Show-Do처럼 환자에게 미리 설명하는 것이 중요하다. "오늘은 디지털 스캐너로 촬영할 건데, 카메라처럼 치아 사진을 찍는 거예요. 혹시 중간에 잘 안 나오면 다시 찍을 수도 있어요"라고 먼저 말하면 환자분들이 훨씬 잘 따라와 준다. 나중에 문제가 생겼을 때 말하면 변명이 되지만, 미리 말하면 설명이 된다.

후배들이 "이렇게 알려주시니까 훨씬 이해가 빨라요"라고 말할 때, 내가 '나누는 사람'으로 성장하고 있다는 실감이 들었다.

결국 전문성을 쌓아간다는 건 혼자 잘하는 능력이 아니라 다른 사람과 함께 성장하며 나눌 힘이 생기는 과정이라는 것을 배웠다.

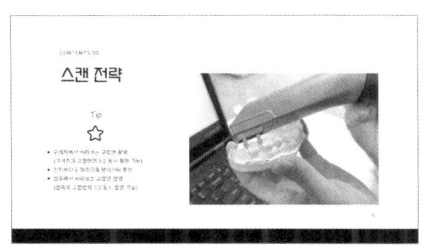

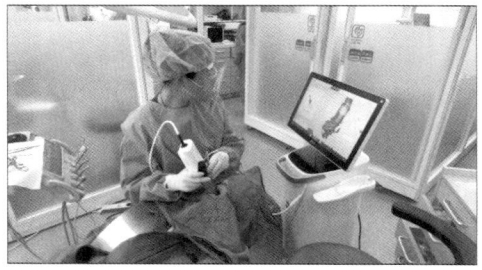

감염관리 교육, '왜'를 가르치는 일

감염관리 영역은 나에게 교육자로서 중요한 전환점이 되었다.

코로나 이전, 우리 병원은 감염관리 세미나와 컨설팅을 받았다. 처음에는 솔직히 의문이 들었다.

'왜 굳이 필요하지? 지금까지도 아무 문제 없이 잘해왔는데.'

하지만 컨설팅과 교육을 통한 병원의 변화는 내 생각을 바꾸어 놓았다. 감염관리가 체계적으로 이루어진 환경을 직접 경험하자, 이전에는 보이지 않던 위험이 눈에 들어왔다. 손 위생 하나, 기구 소독 하나가 단지 '절차'가 아니라 '나 자신을 지키는 일'임을 알게 되었다.

나는 이 깨달음을 다른 치과위생사들에게도 나누고 싶었다. 단순히 "이렇게 해야 한다"고 말하는 교육이 아니라, 학습자가 스스로 '왜 그래야 하는가'를 느끼는 교육을 하고 싶었다. 그래서 치과감염관리 강사 자격을 취득하고, 치위생과 학생들과 현직 치과위생사들을 대상으로 본격적인 교육을 시작했다.

"감염관리는 환자를 위한 것이기도 하지만, 가장 먼저는 나 자신을 지키는 일입니다. 여러분은 매일 혈액, 타액에 노출됩니다. 언제든지 감염병에 걸릴 수 있는 환경입니다."

나는 '나 자신을 보호하기 위해'라는 관점을 강조했다. 그래서 감염관리 교육에서 내가 가장 중요하게 다루는 주제는 '손 위생'이다. 손 씻기는 감염관리의 가장 기본이지만, 실제 임상에서는 가장 쉽게 간과되는 부분이기도 하다.

학습자들에게 형광로션을 바르게 한 후 평소처럼 손을 씻어보도록 한다. 그다음 자외선 조명을 비추면 손가락 사이, 손톱 밑, 손등에 남은 잔여물이 선명하게 드러난다. 그 순간 학습자들의 반응은 늘 비슷하다.

"이렇게 꼼꼼히 씻는다고 생각했는데, 손끝이 전혀 닦이지 않았어요."

"습관적으로 대충 헹구는 정도였네요."

이 간단한 실습을 통해 학습자들은 스스로의 '습관'을 인식하게 된다. 이때 나는 질문을 던진다.

"손을 제대로 씻지 않았을 때, 그 손으로 만지는 기구와 환자는 안전할까요?"

"내 손이 감염의 매개체가 될 수도 있다는 사실, 생각해본 적 있나요?"

단순히 정보를 전달하는 것보다, 이렇게 질문을 던지는 것이 훨씬 강력하다. 학습자가 스스로 '문제의식'을 깨닫는 순간, 학습 동기가 살아난다. 이것이 내가 설계한 감염관리 교육의 핵심이다.

이후에는 롤플레잉(role-playing) 활동을 진행한다. 실제 임상에서 자주 발생하는 감염관리 상황을 제시하고, 학습자들이 직접 대응하도록 한다. 학습자들은 각자의 방식으로 대응하고, 나는 그 과정을 동영상으로 촬영하며 관찰한다.

활동이 끝난 후에는 즉각적인 피드백을 진행한다. 작은 선물을 준비해서 잘한 점을 칭찬하지만, '놓친 부분'은 왜 그 부분이 중요했는지 함께 이야기한다. 이 과정에서 나는 단순히 정답을 제시하지 않는다. 대신 학습자가 직접 말하도록 유도한다.

"그 상황에서 왜 글러브를 교체해야 할까요?"

"그 순간 어떤 위험이 생길 수 있죠?"

이렇게 스스로 말하게 하는 과정 자체가 학습자 중심 교육 설계의 중심이다.

감염관리 교육의 목표는 '암기'가 아니라 '위험에 대한 감수성'을 높이는 것이었다. '해야 한다'가 아니라 '하고 싶게 만드는 것'이었다. "병원 규칙이니까"가 아니라 "내가 안전하려면"으로 관점을 바꾸는 순간, 학습자의 태도가 완전히 달라졌다.

그래서 나는 매 차시마다 '기본의 반복'과 '실습의 피드백'을 중심으로 교육을 설계한다. 학습자의 수준과 인식을 고려한 맞춤형 접근, 체험을 통한 인식 전환, 그리고 피드백 중심의 학습 설계. 그 모든 과정이 나를 더 단단한 교육자로 성장시켰다.

디지털 교육이 '기술의 전달'이었다면, 감염관리 교육은 '가치의 각성'이었다.

감염관리는 나에게 '교육의 본질은 학습자 안에 있는 변화를 설계하는 일'임을 가르쳐주었다.

대상에 맞는 교육을 설계하다

　교육 활동을 확장하면서, 나만의 교육 방법을 확립하게 되었다. 병원에서는 직접 옆에서 시연하며 도울 수 있었다. 하지만 환경이 다른 곳에서 교육할 때는 다른 방식이 필요했다. 강의실처럼 다수를 대상으로 할 때는 실시간 시연이 어렵고, 현장에서처럼 바로잡아 줄 수 없는 환경이다. 학습자가 스스로 이해하고 따라올 수 있도록 교육의 구조를 설계해야 했다. 대상이 다르면 교육 방법도 달라야 한다는 것을 경험을 통해 배웠다.

　치과위생사, 아동, 성인 환자, 노인 등 각 대상에게 맞춘 교육 설계 사례들이다.

치과위생사 교육: 시각화-체험 구조

　특히 디지털 진료처럼 손의 미세한 움직임과 각도가 중요한 실무 기술은 말로만 전달하기 어렵다. 그래서 나는 '시각화(영상 시연) - 체험(실습)' 구조로 교육을 설계했다.

　구강스캐너 촬영 과정을 사전에 동영상으로 제작해, 스캐너의 진입 각도, 모니터를 보는 시선 처리, 인접면 촬영 시 손목 회전까지 세부 동작을 영상으로 담았다. 학습자들이 먼저 시각적으로 이해한 후, 실습에서 직접 체험하며 익힐 수 있도록 한 것이다.

아동 교육: 질문-참여-발견 구조

지역사회 교육자로 한 걸음 더 나아가고 싶다는 생각에 '아동 구강건강 교육자 과정'에 참여했고, 직접 초등학교로 나가 칫솔질 교육을 진행했다.

교육자 과정을 수강하며 여러 선생님들의 수업을 참관하고 도왔던 경험은 내게 큰 자산이 되었다. 수업마다 장점을 하나씩 기록해 나만의 방식으로 재구성했고, "어떻게 하면 이 내용을 좀 더 쉽고 재미있게 전달할 수 있을까?"를 끊임없이 고민했다.

아동 교육에서는 학습자의 호기심을 설계하는 것이 핵심이었다. 나는 수업을 '질문 – 참여 – 발견'의 구조로 설계했다.

먼저 질문으로 흥미를 자극했다. "우리 입안에 세균이 하루만 양치하지 않으면 몇 마리로 늘어날까요?" 아이들은 "100마리요!", "천 마리요!" 하며 다양하게 답했다. 업다운 게임처럼 "더 많을까요?"라고 반응하다가 "100억 마리!"라고 답하면 "우와!" 하는 환호가 교실을 가득 채웠다.

다음은 참여였다. 단순히 듣기만 하는 게 아니라 몸을 움직이게 했다. "치아는 28개, 하나에 3,000만 원의 가치가 있다면 여러분 입안의 가치는 얼마일까요?" 아이들은 서로 머리를 맞대며 계산했고, 손을 들어 발표했다. "8억 4천만 원!" "정답이에요! 여러분 입속은 8억 4천만 원이에요."

마지막은 발견이었다. 스스로 깨닫게 한 것이다. 아이들의 눈이 반짝였고, 웃음이 터졌다.

그 순간 깨달았다. 가르침은 정보만 전달하는 일이 아니라, 호기심에 불을 켜는 일이라는 것을. 퀴즈와 게임, 그리고 작은 호기심 하나가 아이들을 배움 속으로 끌어들였다.

성인 환자 교육: 시각화-인지-동기부여 구조

임상에서 일반 성인 환자를 교육할 때는 또 다른 접근이 필요했다. 환자들은 당장의 통증이 사라지면 관리의 필요성을 잊기 쉽다. 그래서 나는 '시각화(전후 비교) - 인지(위기감) - 동기부여'의 구조로 교육을 설계했다.

치료 전후 사진을 나란히 보여주며 변화를 시각적으로 확인시켰다. "이게 치료 전 상태였고, 지금은 이렇게 회복되었어요. 하지만 관리하지 않으면 다시 전처럼 될 수 있어요."

환자 스스로 '다시 이렇게 되고 싶지 않다'는 인식을 하게 되면, 그때부터 유지관리 방법을 구체적으로 설명했다. 단순히 "칫솔질을 잘하세요"가 아니라, "이 부위는 이렇게, 이 각도로 닦으셔야 해요"라고 맞춤 지도를 했다.

노인 교육: 체험 중심-반복-실용성 구조

노인 대상 교육에서는 '체험 중심 - 반복 - 실용성' 구조가 효과적이었다.

노화로 인해 구강 내에는 이전과 다른 증상들이 나타난다. 침 분비 감소, 혀의 움직임 둔화, 저작 기능 저하 등을 설명한 후, 바로 따라할 수 있는 간단한 동작을 함께 했다.

"혀를 입천장에 대고 천천히 굴려보세요." 라며 직접 따라하게 하고, 여러 번 반복했다. 복잡한 이론보다는 '지금 당장 집에서 할 수 있는' 실용적인 방법에 집중했다.

나이가 들수록 새로운 정보를 받아들이는 속도가 느려지지만, 몸으로 익힌 것은 오래 기억에 남는다. 그래서 말보다는 함께 움직이는 시간을 더 많이 가졌다.

노인 교육에서 중요한 것은 분위기였다. 경쟁보다는 협력적이고 정서적으로 안정감 있는 분위기를 만들려고 노력했다. "누가 더 잘하나" 비교하기보다는 "우리 함께 해봐요"라는 말을 더 자주 사용했다.

교육자로서 '가르치는 선생님'보다는 '함께하는 동반자, 친구' 같은 태도를 유지했다. "제가 먼저 해볼게요, 저 따라 천천히 해보실래요?" 하며 눈높이를 맞췄고, 어르신들이 편안하게 질문하고 실수해도 괜찮은 분위기를 만들었다.

이렇게 대상에 맞춰 교육 방법을 달리하며 다양한 현장을 경험할수록, 교육에 대한 흥미는 더욱 커져갔다.

그리고 알게 되었다. 좋은 교육은 결국 '학습자 이해'에서 시작한다는 것을. 감염관리를 배우는 사람에게 필요한 건 '왜 나에게 필요한가'라는 동기였고, 디지털 기술을 배우는 사람에게 필요한 건 스스로 연습할 수 있는 환경이었으며, 아이들에게 필요한 건 재미있는 발견의 순간이었다.

교육의 본질은 내가 가진 지식을 전달하는 게 아니라, 학습자가 진짜 필요로 하는 것을 설계하는 것이었다. 그 원칙을 배운 순간, 나는 비로소 교육자가 되었다.

지금 나는, "교육에 진심, 성장에 진심인 치과위생사"로 살아가고 있다.

디지털 진료를 하듯 교육도 마찬가지다. 경험을 스캔하고, 대상에 맞춰 디자인하고, 전문성을 공유한다. 그 과정이 나를 교육자로 만들었다.

혹시 이 글을 읽는 누군가가 '나도 할 수 있을까?'라는 마음을 품는 다면, 이렇게 전하고 싶다.

그 마음 하나면 충분하다.

경험을 나누려는 순간, 이미 당신은 교육자의 길 위에 서 있다.

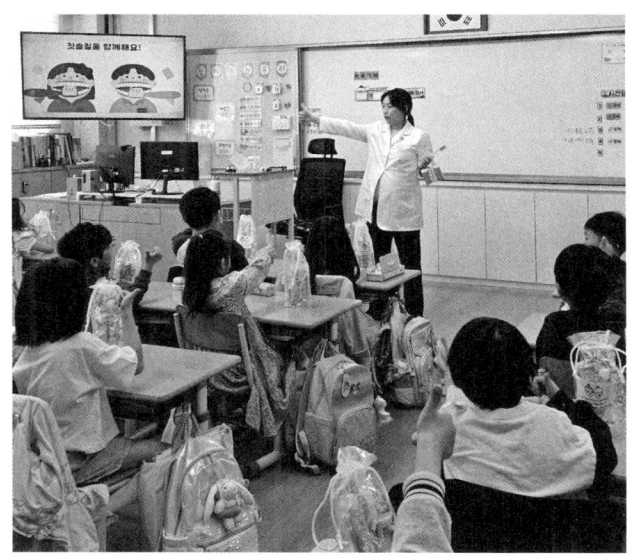

『양윤서』
치아로 치아를 치유하다!
: 차세대 충치예방물질의
치유상담과 교육

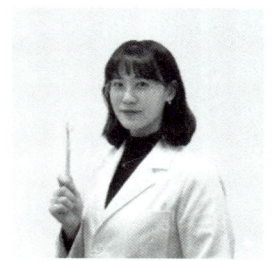

- 소속: 오스코
- 최종학력: 을지대학교 치위생학과 (전문학사), 원광디지털대학교 차문화경영학과 (학사)
- 교육경력: 150여 곳 이상의 치과 아파프로 나노케어 원내강의
  대학교 치위생학과 나노케어 특강(동남보건대학교, 전주기전대학교, 단국대학교, 신성대학교, 한양여자대학교 등)
  대학교 치위생학과 교수대상 특강(광주여자대학교, 경남정보대학교)
  동남보건대학교 치위생학과 진로특강 강의
  아파프로 나노케어 자체 세미나 4회과정 및 연 1~2회 온라인 세미나
  nano m〈HAP〉를 이용한 구강건강교육(고양시 실버웰라이프 자격과정, 우리동네구강관리플러스센터, 장애인 구강건강교육, 양평군 보건소 특화사업 구강관리교육 등)
- 관심 분야: 환자와 직접 만나는 치과예방
- 자격 및 수료: 치과위생사, GBT (Guided Biofilm Therapy) 수료, 노년구강관리 전문가 과정 이수, 덴탈헬스데이터 활동강사 위촉 (2024), 전통 차예절사범, 중국차예절 지도사, 자기주도학습지도사 1급, 분노조절지도사 2급, 인성교육지도사 2급, 감정코칭지도사 2급
- SNS 주소: 인스타그램 | @yang_ys1
- 나를 한 문장으로 표현한다면?
  치아로 치아를 치유하는 예방 패러다임의 전환을 이끄는 치과위생사
- 이 글이 전하고자 하는 핵심 메시지는?
  예방 패러다임의 전환은 이미 시작되었다. 자연치유법과 예방을 받아들일 준비가 필요한 치과의사, 치과위생사에게 아파프로라는 제품을 도구로 나노케어를 전하며, 그들이 환자에게 효과적으로 상담할 수 있는 다양한 방법을 공유하였다. 근거와 데이터를 기반으로 하는 전문성 학습과 환자에 대한 공감을 함께 결합하는 교육과 상담을 통해 신뢰와 만족을 동시에 주는 자연치유 예방이 자리잡게 될 것이다.

차세대 충치예방물질을 알리는 치과위생사

차세대 충치예방물질인 나노메디칼하이드록시아파타이트(이하 nano m<HAP>). 한국에 nano m〈HAP〉 페이스트(산기社의 아파프로)를 매개로 치과 예방의 새로운 컨셉을 알리기 시작한 지 5년이 되었다.

처음 nano m〈HAP〉를 소개할 때만 해도 우리나라에서 충치예방물 질로써 불소에 대한 믿음은 독보적이었다. 그 당시에도 불소 외에 CPP−ACP[1] 가 있었지만 불소에 도움을 주는 물질 정도로 인식되어 소아치과 외에는 거의 사용되지 않았다.

나는 이야기했다. 충치예방물질은 불소만이 아니라고, 불소를 대체할 수 있는 또 다른 충치예방물질이 있다고, 근거도 충분하다고…. 그러나 우리나라는 수복이나 보철 중심의 치료를 하고 있었기 때문에 치과예방 에 대한 관심은 매우 낮았다.

2019년 겨울, nano m〈HAP〉 성분의 아파프로가 치과 예방에 큰 도 움이 될 수 있을 것이란 믿음에 나의 치과위생사라는 직업을 더하여 우 리나라에 nano m〈HAP〉 치과예방을 소개하는 아파프로 매니저가 되 었다.

---

1) Casein Phosphopeptide−Amorphous Calcium Phosphate의 약자. 우유단백질에서 추출 한 특수 펩타이트(CPP)와 비정질 인산칼슘(ACP)을 결합한 물질로 호주 멜버른대학의 에릭 레이놀즈 교수가 개발.

"사실 세계 일인자 되는 것, 생각보다 쉬워요. 남이 안 하는 것을 하면 돼요."

『강원국의 인생공부』라는 책에서 최재천 교수가 한 말이다. 물론 내가 일인자는 아니지만 남들이 안 하는 것, 경제성이 없다고 생각하는 것, 잘 모르는 것을 선택한 나는 대한민국에서 nano m〈HAP〉 제품을 소개하고, 임상과 수익을 이야기하는 첫 번째이자 유일한 사람이었다. nano m〈HAP〉 성분과 제품을 소개하고 판매해야 하는데 현실은 생소하게 생각하는 수준을 넘어 관심이 없는 수준이었다. nano m〈HAP〉 트리트먼트인 "아파프로 나노케어"를 브랜딩하는 것이 나의 이름을 알리는 것보다 중요했다. 하지만 유일한 사람이다 보니 자연스럽게 "아파프로 = 양윤서 치과위생사"라는 공식이 붙으며 치과위생사로서의 브랜딩도 함께 되었다.

치과에 전하는 nano m〈HAP〉이야기

아파프로는 고가도 아니고, 사용방법이 어렵지도 않다. 그러나 치과는 도입을 망설였고 지금도 마찬가지다. 가격이나 사용방법의 문제가 아니라는 뜻이다.

"투스무스와 같은 것 아닌가요?", "그거 퍼미스처럼 쓰면 되는 것 아니에요?" 치과는 사용방법에 집중한 나머지, 성분의 차별성과 예방적 의미를 간과했다.

그렇다면 나는 치과에 무엇을 전달해야 하는가?

nano m〈HAP〉 성분의 기전부터 효과, 적용방법까지 제공할 수 있는 정보를 정리하여 교육하는 프로그램을 만들었다. 도입하는 치과에 '찾아가는 작은 세미나'를 시작하자!

"이래서 세미나가 필요한 것이군요. 혼자 전국 치과를 다니시려면 힘드시겠어요"

"아파프로 나노케어와 nano m〈HAP〉에 대해, 단 1명이라도 인식을 바꿀 수 있는 계기가 된다면 저는 어디든 가고, 어디서든 세미나를 할 것입니다. 그렇게 해서 새로운 것을 접하고 성장하게 된 치과인을 보면 뿌듯하고 행복합니다."

치과 교육은 근거와 데이터를 기반으로 하였고 상담법과 수익모델을 함께 제시하였다. 이 책에는 우리가 알고 있는 상식과 차별화되는 부분을 중심으로 설명하려고 한다.

먼저 'nano m〈HAP〉'[2] 성분을 이야기했다. 불소는 제품이 아닌 성분이기 때문에 성분 vs 성분으로 비교했다. 'nano m〈HAP〉'란 나노입자의 하이드록시아파타이트가 약용효과를 내는 물질이다. 하이드록시아파타이트라는 단어에 익숙하지 않은 치과위생사들의 이해를 돕기 위해 학교에서 학습한 용어인 수산화인회석으로 설명했다. 더불어 임플란트 표면을 코팅하는 HA도 함께 언급하여 이해를 높이고자 했다.

아파프로의 nano m〈HAP〉는 미항공우주국(NASA)에서 개발한 물질이다. 미항공우주국은 2024년 1월에 아파프로를 "미항공우주국의 기술을 활용하여 인류의 삶의 질을 높인 제품"으로 선정[3] 하였다. 이러한 정보는 치과와 환자에게 신뢰를 줄 수 있고, 좋은 성분의 제품으로 치료와 관리를 원하는 환자들에게 새로운 가치를 전달할 수 있는 포인트가 된다. (관련 내용 QR 참조)

논문[4]에서는 nano m〈HAP〉를 차세대 충치예방물질이라고 표현하고 있다. 용법과 용량에 제한이 있는 불소 기반의 재석회화와 다른, 효과적인 새로운 재광화 요법의 필요성을 설명하는 논문이다. 여러 가지 물질

---

2) 이번 책에서부터는 '나노메디칼하이드록시아파타이트'라고 명명한다. 하이드록시아파타이트를 나노입자 크기로 만든다고 해서 모두 충치예방효과를 나타내는 것은 아니기 때문이다. 나노메디칼하이드록시아파타이트는 미항공우주국(NASA)에서 개발한 물질이고 이 물질의 특허권은 아파프로 제조사인 일본 SANGI社에 있다.

3) https://blog.naver.com/apapronanocare/223439148704

4) State of the Art Enamel Remineralization Systems: The Next Frontier in Caries Management 참조

을 소개하는데 다음 표를 참조하면 된다.

Table 1. Non-fluoride enamel remineralizing technologies

Technology	Commercial product
Biomimetic systems	
1 Dentin phosphoprotein 8DSS peptides	Not available
2 P11-4 peptides	Curodont Repair/Curodont Protect
3 Leucine-rich amelogenin peptides	Not available
4 Poly(amido amine) dendrimers	Not available
5 Electrically accelerated and enhanced remineralization	Not available
6 Nanohydroxyapatite	Apagard toothpaste/Desensin oral rinse
Fluoride boosters	
1 Calcium-phosphate systems	
Stabilized calcium phosphates	
– Casein phosphopeptide-amorphous calcium phosphate	Tooth Mousse/MI Paste crèmes Recaldent/Trident White sugar-free gum MI Paste One toothpaste
Crystalline calcium phosphates	
– Functionalized β-tricalcium phosphate	ClinPro toothpaste
– Calcium sodium phosphosilicate	Oravive toothpaste
(NovoMin™ technology)	
Unstabilized calcium phosphates	
– Amorphous calcium phosphate	Enamelon toothpaste
(Enamelon™ technology)	
2 Polyphosphate systems	Oral-B Pro Expert toothpaste
– Sodium trimetaphosphate	
– Calcium glycerophosphate	
– Sodium hexametaphosphate	
3 Natural products	Not available
– *Galla chinensis*	
– Hesperidin	
– Gum arabic	

이 표에서 보면 산기社의 nano m⟨HAP⟩는 "생체모방기술"[5] 의 물질로 분류된다. 생체모방기술을 활용한 물질 특성으로 인해 불소보다는 안전하고 용법과 용량의 제한이 없어 단계적 재광화가 가능하다.

미국에서 nano m⟨HAP⟩를 연구하고 있는 Bennett T. 교수는 nano m⟨HAP⟩의 특징을 Biocompatible, Bioactive, Biomimetic의 3 BIO로 설명한다. 이는 안전하고 신뢰할 수 있는 물질을 사용하여 효과적인 케어가 가능하다는 것을 어필할 수 있는 근거가 된다.

---

5) 생체모방기술: 자연계의 생명체에서 발견되는 구조, 기능 또는 메커니즘을 모방하여 만들어진 물질

구강 내에 작용하는 효과는 치태(구강내 유해균)의 흡착 및 제거, 치면수복(Enamel Repair), 초기우식의 재석회화, 상아세관 봉쇄, 4가지로 정리할 수 있다. 이번 책에서는 4가지 효과 중 치태의 흡착 및 제거와 초기우식의 재석회화 부분을 교육 파트로 담아보려고 한다.

치태의 흡착 및 제거 효과에서는 구강 유해균을 제거하고 유익균(Lactobacillus)을 증가시켜 치약 대신 사용할 수 있는 근거를 이야기했다. 우리는 불편하거나 아프면 병원의 처방을 따라 약도 용법 용량대로 잘 먹고 주의사항도 잘 지킨다. 하지만 증상이 개선되면 의도하지 않더라도 잊어버린다. 그러나 아파프로는 치약처럼 습관적으로 사용할 수 있는 편의성을 제공하므로, 환자들이 장기적으로 꾸준히 구강관리를 할 수 있도록 도와준다.

초기우식의 재석회화에서는 탈회(White Spot)의 자연치유법을 이야기했다. 기존의 치과치료에는 자연치유법이 없다. 질병치료에서 최소침습[6] 원칙의 중요성을 생각해보자! 치아를 삭제하기 전에 치유방법을 충분히 고민해야 한다. 아파프로 나노케어는 치아 삭제가 불가피한 수복이나 보철치료 전에 미네랄 공급을 통해서 자연치유의 기회를 제공한다.

근거 중심의 교육을 진행하고 나면 치과의사 또는 치과위생사는 의문을 제기한다.

"과연 환자들이 시술 전후의 변화가 드라마틱하지 않은 치료를 선택할까요? 컴플레인을 받을 바엔 안 하는 게 나을 것 같은데…"

물론 교육한다고 해서 치과의사와 치과위생사의 인식이 획기적으로 바뀌지 않는다. 치료 전후가 분명한 수복 및 보철치료만을 해 왔기 때문

---

6) 최소침습(Minimally Invasive): 신체에 가하는 손상(침습)을 최소화하여 치료하는 원칙

에 더디고 많은 시간이 걸리는 자연치유법에 대해서는 의문을 갖고 환자에게 선뜻 이야기하지 못하는 것이 현실이다. 환자 또한 오래 걸리고 확실하지 않은 자연치유법보다는 전후가 분명한 수복 및 보철치료를 원한다고 생각하는 것이다. 과연 그럴까?

환자에게 자연치유법을 상담해본 치과의 반응은 긍정적이었다. 환자는 자연치아 손상에 대한 안타까운 마음을 표현했다. "수복이나 보철은 치아를 삭제해야 하죠? 그러고 나면 자연치유법을 선택할 수 없잖아요. 자연치유 먼저 해보고 안 되면 수복이나 보철할게요."

나도 처음에는 아파프로의 탈회 치유에 대해 명확하게 상담하기가 쉽지 않았다. 아파프로의 성분인 nano m〈HAP〉의 기전과 효과만을 반복하여 설명할 뿐이었다. "저는 치아를 삭제하고 싶지 않아요. 하지만 치과에서는 그러면 할 게 없대요." 환자의 대부분이 치아를 삭제하지 않는 방법이 있다면 먼저 해보겠다고 했다. 기존에는 방법을 몰라서 어쩔 수 없었다고 했다.

환자들의 자연치아를 보존하고자 하는 니즈가 충분하고, 보철치료의 저수가 상황이 지속되고 있는 만큼 새로운 탈출구를 찾기 위해 앞으로의 치과치료는 치아를 살리는 예방, 구강 케어의 방향으로 전환될 것이라 생각한다.

치아의 에나멜질은 법랑소주(enamel lod)라고 하는 기둥 모양으로 되어 있는데 이 기둥 사이에는 50~200nm의 간극이 존재한다. 이 간극으로 치면 하방에 있는 미네랄이 빠져나와 탈회가 시작된다. 빠져나오는 양 이상으로 미네랄이 공급되어 재석회화(remineralization)가 일어난다면 탈회가 생기지 않겠지만 빠져나오는 양이 훨씬 많아 탈회가 생기는 것이다. 탈회가 생기는 기전을 이해하면 치유법도 이해할 수 있다. 빠져나온 양 이상의 미네랄을 투입하여 재석회화를 유도하는 것이 바로 자연치유법이다.

자연치유법에 사용되는 물질은 3가지가 있다. 불소, CPP-ACP, nano m〈HAP〉이다. 세 가지 물질을 비교설명 할 수 있다면 환자에게 치유법에 대해 명확한 상담이 가능하다.

불소는 고농도의 불소겔 및 불소바니쉬, 저농도의 불소치약이 있다. 고농도의 불소는 치아표면에 불화인회석 막을 형성하여 미네랄 공급을 차단하므로 자연치유법으로는 적당하지 않다. 저농도의 불소는 입안에 있는 칼슘과 인 등의 미네랄과 결합하여 재석회화를 유도하므로 고농도의 불소보다 권장되는 치유법이지만 재석회화 되는 양이나 시간적인 측면에서 오래 걸린다. 그리고 입안에 칼슘과 인 등이 풍부하지 않으면 결합할 미네랄이 없으므로 재석회화되는 정도가 충분하지 않다. 불소는 용법과 용량의 제한이 있으므로 사용에 주의가 필요하다.

CPP-ACP는 입안에 칼슘과 인 등의 미네랄을 풍부하게 한다. 저농도의 불소와 CPP-ACP를 함께 사용한다면 서로 결합하여 높은 재석회화 효과를 기대할 수 있다. 다만 CPP-ACP는 우유 단백질에서 추출한 물질이므로 우유 알러지가 있는 경우 주의가 필요하다.

nano m〈HAP〉는 치아와 같은 성분 및 결정구조이다. 치아의 거친 표면을 메꾸는 동시에 치면 하방까지 침투하여 높은 재석회화를 유도한다. 고함량의 제품이라 하더라도 치과에서의 전문가 케어와 집에서의 홈케어를 병행할 수 있으므로 높은 재석회화 및 유지효과를 나타낼 수 있다.

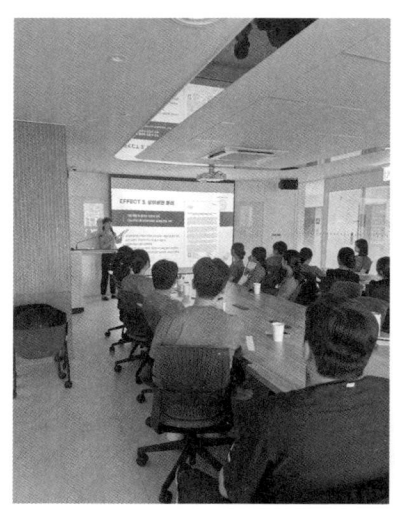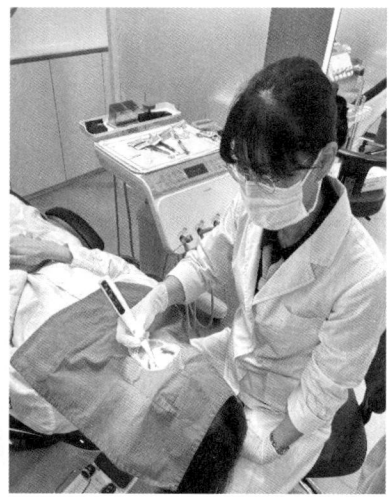

　새로운 컨셉에 대한 교육은 치과인의 흥미를 불러일으키기에 충분했다. 아직은 치유 및 관리의 수단으로 정착할 수 있을지 걱정이 앞서긴 하지만, 일단 시작한다면 치과의 새로운 임상 및 수익모델이 될 것이라고 확신한다. 여기에서 가장 중요한 것은 치과의사, 치과위생사 자신이다. 환자에게 어느 부분에 중요도를 두고 상담하느냐에 따라 자연치유법의 정착 여부가 결정된다. 환자의 치아보존 니즈에 공감하며, 충분한 근거를 갖춘 아파프로 나노케어를 통해 자연치유와 적극적인 예방관리의 필요성을 설명하면 상담 동의율은 자연스럽게 향상될 것이다.

환자 귀에 쏙쏙 들어가는
nano m〈HAP〉 상담

환자에게 nano m〈HAP〉를 상담하기 위해서는 상담자의 자세가 중요하다. 상담자가 새로운 물질과 컨셉을 이해하지 못한 채 술식 및 비용상담을 하게 되면 동의율이 낮아진다. 환자의 자연치아를 보존하기 위하여 nano m〈HAP〉 성분이 어떤 의미를 가지는지, 기존의 술식과 무엇이 다른지, 어떤 치유를 기대할 수 있는지 등을 충분히 설명해야 한다.

nano m〈HAP〉는 예방뿐 아니라 관리와 치유가 가능하므로 환자가 하루하루 개선의 효과를 느낄 수 있다. 이와 관련하여 2가지 적응증을 소개하려고 한다.

1. 스케일링 후의 치아표면 및 착색 치아의 트리트먼트

스케일링의 목표는 무엇일까? 스케일링의 일차적인 목표는 치석을 제거하고 염증을 개선하는 것이다. 그러나 스케일링의 궁극적인 목표는 치석이 잘 생기지 않는 치아와 구강 상태를 조성하는 데 있다. 목표를 단순히 치석 제거에 둔다면 스케일링만으로 충분할 수 있지만 재발방지 및 예방을 최종 목표로 설정할 경우, 치면 관리 트리트먼트는 필수과정에 포함되어야 한다.

스케일링 후에 치아 표면이 거칠어진다면 오히려 세균이 잘 부착되어 치석이 빠르게 형성되고, 착색 역시 심해지는 결과를 초래한다. 따라서 환자의 C.C(주소)가 스케일링 하나일지라도 치석 및 착색의 재발위험을 인지하여 아파프로 나노케어 트리트먼트를 상담할 수 있다.

우리는 보통 신체에서 이물질을 제거하는 과정과 영양을 공급하는 과정을 병행한다. 예를 들면 샤워할 때 바디워시로 노폐물을 씻어낸 후 바디로션으로 부족한 수분과 영양을 보충한다. 헤어샵에서 펌 시술 시 모발 손상을 막기 위해 단백질 트리트먼트를 하는 것도 같은 원리이며, 얼굴 피부 역시 클렌징 후 콜라겐 에센스 등을 바르고 마사지한다. 치아 관리는 어떠한가?

치아 관리는 가정에서뿐만 아니라 치과에서도 '제거'에만 집중되고 있다. 치석 제거, 세균 제거… 제거, 제거… 제거 과정에서 필연적으로 발생하는 치아 표면 손상에 대해 언급하거나 관리하는 치과는 거의 없다. 그 결과 환자의 구강 상태는 더 건강한 상태(건강증진)에 도달하지 못한 회복과 유지의 반복이고, 치과는 힘든 노동을 반복하는 악순환에 빠지게 된다.

"실제로 치약 사용과 칫솔질은 치아표면에 미세한 스크래치를 내어 표면을 거칠게 만들고 이는 세균이나 치석, 착색물질이 더 잘 달라붙는 환경을 만듭니다. 일반적으로 거친 표면을 매끄럽게 만들기 위해 연마 (polishing)를 합니다만, 이는 일종의 사포질과 같아 스크래치의 깊이는 남아 있습니다. 그러므로 스크래치 깊이 사이로 메꿔주는 트리트먼트를 통해서 세균, 치석, 착색이 달라붙지 못하게 매끄러운 표면을 만들어주는 것이 최종 목적입니다. 치아의 표면은 바로! 설거지를 막 끝낸 도자기 그릇처럼 매끄러워야 합니다."

2. 탈회(White Spot)의 자연치유법

충치가 깊은 상태까지 진행되었다면 감염된 조직을 제거하고 수복 또는 보철을 통해 치료하는 것이 보통 방법이다. 그러나 구강환경과 식습관, 구강 관리 습관 등에 의해 미네랄이 빠져나간 탈회나 초기 충치의 단계는 굳이 치아를 삭제하는 침습적인 치료 없이도 자연치유(remineralization을 통한 치유)를 유도할 수 있다.

탈회를 치료할 때는 환자가 치료방법을 선택하도록 해야 한다. 이때 선택지는 자연치유법과 수복 및 보철치료가 있다. 치료목적을 어디에 두느냐에 따라 방법이 달라진다. 치아의 하얀 반점(화이트스팟 White Spot)이 남아 있더라도 현재의 자연 치아를 건강하게 오래 사용하는 것이 목적이라면 자연치유법을, 심미적인 개선이 우선이라면 수복이나 보철치료를 선택하도록 하면 된다. 이 두 가지 방법을 상세히 설명했을 때 대부분의 환자는 자연치유법을 선택했다.

치료법의 선택 후에 탈회의 자연치유법에 대한 본격적인 상담을 시작할 수 있다. 나 또한 초기에는 치아에서 미네랄이 빠져나가고 재석회화가 되는 현상, 한번 생긴 하얀 반점(White Spot)이 완전히 사라지기 어렵다는 사실을 이해시키는 것이 어려웠다. 이 복잡한 내용을 충분히 설명하는 데 짧게는 30분, 길게는 1시간 30분 이상의 시간이 소요되기도 했다.

어떻게 하면 환자가 쉽게 이해할 수 있을까? 어떻게 비유하면 좋을까? 교육과 상담을 하면서 고민한 결과, 주변에서 흔히 접할 수 있는 질환의 치료 과정에 비유하면 탈회를 쉽게 설명할 수 있다는 것을 발견하게 되었다.

"아토피의 피부건조 vs 탈회의 미네랄 부족"

치아 탈회의 자연치유법은 아토피의 피부건조 기전과 비유하여 설명할 수 있다. 아토피 피부질환은 피부 표면의 수분 부족으로 인해 피부 장벽이 약해지고 건조해지며 가려움증을 유발하고 자주 재발하는 특성이 있다. 이를 관리하기 위해 보습제를 처방받아 지속적으로 도포하여 피부 표면의 수분이 증발하지 않도록 해야 한다.

피부 건조증 관리 방법과 치아 탈회를 연결하여 생각해보면, 기전과 유지관리 방법에 있어서 유사한 점을 찾을 수 있다.

	아토피	탈회
표면	피부표면의 수분손실 증가	치면 하방의 미네랄 손실
치유	보습제를 통한 수분 공급	재광화 물질을 통한 미네랄 공급
환경	수분손실을 최소화하는 환경	미네랄 손실을 최소화하는 환경
횟수	자주, 많이, 깊이	자주, 많이, 깊이
치유기간	평생 가지고 가야 한다는 인식	개선반응 3개월 ~ 치유 20년 내외

탈회의 자연치유(remineralization)을 유도하기 위해서는 아토피 피부에 보습제를 자주 사용하듯, 미네랄의 충분한 공급이 중요하다. 이 미네랄 공급 물질은 안전하고, 치면 하방으로 침투할 수 있는 나노입자 크기여야 하며, 고함량이어야 한다. 이러한 조건이 충족될 때 치면 하방으로의 침투량이 증가하고 실질적인 치유 효과가 나타나게 된다.

위 표와 같이 유사한 특징을 비유하여 상담할 수 있다. 환자가 이해하기 쉬운 비유를 활용하면 불필요한 컴플레인도 줄어들 것이다.

다음은 탈회의 자연치유에 사용되는 물질 상담이다. 탈회 치유의 재석회화에 활용되는 물질은 저농도의 불소, CPP-ACP, 그리고 nano m〈HAP〉 세 가지가 있다. 전문가로서 3가지 물질을 최적으로 조합하여 치유 효과를 극대화할 수 있는 방향을 제시해야 한다.

이와 더불어 탈회 자연치유법의 궁극적인 목표는 환자의 구강 관리 습관을 개선하고 높은 수준의 재석회화를 유도하는 것임을 잊지 말아야 한다.

치아로 치아를 치유하라!

"치아로 치아를 치유하다"

이 문장은 치아와 같은 성분(nano m<HAP>)으로 치아를 예방한다는 수준을 넘어서 적극적으로 치유한다는 아파프로 나노케어의 본질을 담고 있다. 가토 쇼지[7] 선생이 강조한 건강회복 및 유지를 넘어서 건강증진의 플러스(+) 단계로 환자를 이끄는 PPC(Personalized Professional Care)[8] 의 개념을 치유와 연결한 것이다.

"nano m〈HAP〉의 성분은 왜 필요하며, 환자와 치과에는 어떤 변화를 주는가?"

nano m〈HAP〉를 이용한 자연치유법인 '치아로 치아를 치유하다'라는 새로운 교육과 상담의 핵심은 '근거'와 '인식의 전환'이다. 치과는 '근거'가 충분하다고 해서 치과예방을 적극적으로 수행하지 않는다. 근거는 기본이고 치과예방에 대한 인식이 바뀌어야 한다. 새로운 패러다임의 변

---

7) 가토 쇼지 加藤正治(KatouShouji): 일본의 nano m〈HAP〉 임상을 하고 있는 치학박사

8) PPC(Personalized Professional Care): 가토 쇼지 선생의 저서 『에나멜질·상아질·보철물의 프로페셔널케어』에 수록된 개념으로 개개인의 리스크를 분석하여 구강관리를 디자인하는 개인맞춤형 구강케어

화에 대한 인식을 바꾸기 위해 예방 교육을 아래와 같이 설계했다.

근거 – 기전 – 임상적 효과 – 공감과 상담

새로운 성분에 대한 근거를 제시함으로써 신뢰를 주고 구강 내 작용 기전을 일러스트 이미지, 실험 연구사진 및 동영상 등의 시각자료를 활용하여 쉽게 이해할 수 있도록 교육했다. 성분에 대한 이해가 되면 다양한 증례를 제시하여 뛰어난 임상적 효과를 보여주고 확신을 심어주었다. 임상적 확신이 들면 환자상담이라는 현실적인 문제가 고민이었다. "환자들에게 어떻게 설명하지? 시간이 많이 걸릴 텐데? 아파프로 나노케어를 동의할까?"

아파프로 나노케어 초반에는 근거–기전–임상적 효과에 대한 내용으로 교육했다. 그러나 교육 횟수가 늘어날수록 환자상담에 대한 고민이 마지막 단계의 과제가 되었다. 상담 고민의 솔루션으로 치과전문가 뿐만 아니라 환자도 쉽게 이해할 수 있는 언어로 설명하고 공감하는 방법을 포인트로 구성하여 전달하였다. 이 과정은 끝이 아니라 진행형이다. 현장의 다양한 고민에 부딪치면서 더 나은 공감 및 상담방법을 개발하여 발전시키고 있다.

결국 아파프로 nano m〈HAP〉 상담은 '무엇을 이야기하느냐'는 전문성 학습과 '어떻게 이야기하느냐'는 대상에 대한 공감이 결합된 과정이다. 나는 두 가지 요소를 결합하여 단순히 제품에 대한 지식을 전달하는 수준이 아닌, '치과위생사다운 교육'을 만들고 "치아로 치아를 치유하다"라는 아파프로 나노케어의 본질을 치과 현장에서 실현하여 자연치유 중심의 예방치의학이 자리잡도록 변화를 이끄는 현장 실무형 치과위생사이다.

『유다인』
국경을 넘어선 열정,
새로운 정체성을 찾다

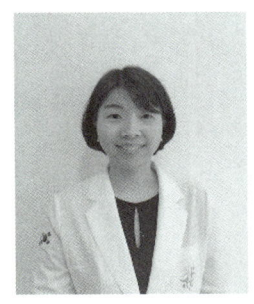

- 경력:
  현) 판교최용훈치과의원 치과위생사(잇몸케어담당)
  현) 대한보건인재개발원 책임강사
  현) 대한치과위생사협회 재무위원
  전) 중국 강서성 중과검진센타 구강과(문진부) 실장
- 최종학력: 수원여자대학 치위생학과/동남보건대학 치위생학과 전공심화과정
  이수(학사)
- 교육경력: 치위생과 특강, 중국환자구강교육, 임상에서 직원교육
- 관심 분야: 구강위생, 예방, 노인구강건강, 해외치과컨설팅
- 자격 및 수료: 치과위생사, 생명존중(자살예방) 전문강사, 요양보호사, 시니어
  인지지도사, 놀이지도사, 체조지도사 자격증
- SNS 주소: 인스타그램 | @dain.yu
- 나를 한 문장으로 표현한다면?
  다른 이의 성장이 나의 성장이라 여기는 삶
- 이 글이 전하고자 하는 핵심 메시지는?
  제 글은 치과위생사가 단순히 진료실의 임상가를 넘어, 국경을 초월해 의료
  문화를 나타낸 '신뢰 기반의 교육 전문가'로 성장할 수 있음을 보여줍니다. 치과
  지식이 전무한 현지 간호사들을 기술이 아닌 '신뢰'와 '정서적 유대감'을 바탕으로
  교육했고 이 과정에서 단순한 지식 전수가 아닌 '태도와 문화'를 변화시키는
  교육자의 정체성을 깨닫게 되었습니다. 또한, 환자의 신뢰를 얻어낸 전문적인 임상
  역량이 곧 교육자로서의 신뢰를 완성하는 강력한 기반이 됨을 경험하였습니다. 이
  글을 통해 동료 치과위생사 여러분도 'K-치과위생사'라는 자부심을 갖고, 자신의
  전문성으로 사람을 키우고 문화를 변화시키는 더 넓은 가능성의 문을 열게 되기를
  바랍니다.

임상가를 넘어 교육자로, 치과위생사의 새로운 지평을 열다

2017년 봄, 한 통의 메시지가 나의 인생을 다시 흔들었다.

"다인아, 중국 가지 않을래?"

그 문장은 나를 12년 전으로 되돌려 놓았다.

2004년, 나는 치과위생사 3년차 때 중국의 한 지역에서 선교 목적으로 개원하는 치과에 합류했다. 낯선 환경 속에서 한국의 의료서비스를 전하겠다는 사명감으로 출발했지만, 언어와 문화의 장벽 앞에서 무너졌다. 역량의 부족과 외로움 속에 결국 귀국의 길을 택할 수밖에 없었다.

시간이 흘러, 다시 찾아온 두 번째 기회. 중국 치과에 한국 의료시스템을 전하기 위한 한국팀의 일원으로 장기 파견 제안을 받았다. 실패의 기억이 떠올라 망설였지만, 기회의 시간이라 여겼다.

'내가 가진 임상 경험이 누군가에게는 도움이 될 수 있다면.' 이 마음 하나로 도착한 중국의 치과 현장은 생각보다 심각했다. 전문 치과위생 인력이 없었고, 갓 졸업한 간호사들이 지식 없이 현장에 투입되고 있었다. 한국에서 당연했던 체계적 치과위생관리와 환자중심 진료가 이곳에는 존재하지 않았다.

언어의 벽을 넘어, 실무 중심의 교육으로 현지 직원들을 하나씩 가르쳐 나갔다. 환자를 대하는 태도, 기구 사용법, 상담 스킬 등 작은 변화가 쌓이며 현장은 아주 더디긴 했지만 조금씩 달라지며 점점 치과진료실로 불리워질 수 있는 형태를 갖추기 시작했다.

그때 깨달았다. 치과위생사도 지식을 전하고 문화를 바꾸는 교육자가 될 수 있다는 것을.

나의 중국 생활은 단순한 해외 취업이 아니라, 한국 치과위생사의 전문성과 교육 역량을 세계로 확장시키는 여정의 시작이었다. 이 경험이 누군가에게 또 다른 도전의 문을 여는 영감이 되기를 바란다.

백지 위 신뢰를 쌓아 올리다

첫 근무지인 장시성의 난창이라는 지방 도시의 치과에서 나는 평균 18~20세의 어린 신입 간호사들을 만났다. 호텔과 함께 검진센터를 전문적으로 운영하는 회사였는데 몇 개의 과는 치료도 같이 하는 진료과로 확대운영할 계획을 가지고 있었다. 그 중의 하나가 치과였다.

한국 치과의료기술과 서비스를 장착한 시스템을 만들어 운영해줄 팀을 찾으셨고 그 팀에서 나는 환자 상담과 VIP 진료, 직원 관리와 교육을 중점적으로 맡게 되었다.

처음 만난 간호사 친구들은 연신 신기한 눈으로 바라보며 눈을 마주칠 때마다 수줍게 웃으며 인사했다. 통역직원과 한국어로 이야기하는 모습을 볼 때마다 꼭 한국드라마를 보는 것 같다고 좋아했다.

간호사들과 간단히 인사를 나누고 이어서 치과지식에 대한 수준이 어느 정도 되는지 몇 가지 기초적인 질문들을 했다. 정말 아무것도 모르는 직원들이 대부분이었다. 치과 지식이 전무한 이들을 교육하는 일은, 말 그대로 아무 기반 없는 바닥에서 시작하는 일과 같았다.

내가 교육하는 직원들은 공부하러 온 학생이 아니라, 직장에서 임금을 받으며 일하는 전문 인력이었다. 따라서 단순히 지식을 전달하는 교육이 아니라, 실제 업무와 병행 가능한 실무 중심의 시스템을 구축해야 했다. 중국 본사에서는 '친절한 서비스를 기반으로 한 치과 의료 시스템'을 요구했고, 나는 이에 맞춰 진료 보조를 위한 기본적인 치과지식과 고객응대 교육을 병행했다.

한국 의료서비스의 핵심은 '친절한 인사'이다. 환자는 병원 문을 들어서는 순간, 직원의 미소에서 신뢰를 느낀다. 그러나 처음 직원들에게 인사를 가르칠 때는 무뚝뚝한 표정과 어색함이 가득했다. 나는 설득보다는 반복을 택했다. 매일 해야 하는 업무의 일환으로 인사를 포함시켜 지속적으로 실천하게 했다. 어느새 직원들은 자연스럽게 동료와 환자에게 웃으며 인사했고, 병원의 공기가 한결 부드러워졌다.

그들을 설득시키려 하기 보다는 매일 직원으로서 해야 할 '일'들을 해내야 하는 것임을 인식시켰다. 어떠한 일들은 설득의 과정 없이 지속적으로 자연스럽게 일어나게 해야 하는 과정이 필요하다는 것을 알게 되었다. 그리고 우리는 어느새 너무 당연히 동료간에도 환자들과도 자연스럽게 웃으며 인사하는 것으로 하루를 시작했다.

교육은 하루 1~2시간씩 정기적으로 배정했다. 교재가 부족했기에, 직원들에게 바이두에서 구강 관련 자료를 검색하게 하고, 직접 노트에 정리하도록 했다. 교육용 동영상과 환자 상담용 덴티폼을 활용하며, 일상적인 치과용어 중 일부를 전문용어로 바꾸어 사용하도록 지도했다.

실습은 소아치과에서 어린아이들에게 사용하는 행동관리기법인 'Tell, Show, Do' 기법을 응용했다. 내가 직접 기구 세팅과 어시스트 과정을 시범 보이고, 동영상을 촬영하게 하며, 이후 직원들이 역할을 바꾸어가며 실습했다. 실습 과정에서 나온 문제점들은 단체 대화방에 공유했고, 이를 문서화하여 신규 직원 교육자료로 활용했다.

비교적 수월하고 간단한 진료들은 이제 중국 치과간호사들이 곧잘

해내었다. 하지만 한국에서 치과전문가가 상주해 치료한다는 좋은 소문들이 나면서 점점 복잡한 보철이나 어려운 발치나 수술 등 섬세한 진료도 많아지게 되었다.

시간이 흐르자 간단한 진료 보조는 직원들 스스로 수행할 수 있게 되었다. 그러나 진료가 복잡해질수록 교육 강도도 높아졌고, 간호사들과 통역 직원 모두 피로감을 호소하기 시작했다. 나는 이 시점에서 교육은 지식만으로 완성되지 않는다는 것을 깨달았다.

직원들이 나를 믿고 따라올 수 있도록 신뢰를 쌓는 과정이 필요했다. 그래서 나는 작지만 지속적인 보상과 따뜻한 관계 형성에 힘썼다. 일이 많은 날에는 퇴근 전 밀크티를 건네며 수고를 격려했고, 한국에 다녀올 때마다 마스크팩이나 화장품을 선물했다. 생일이 있는 직원에게는 케이크를 준비하고 함께 축하하며 회식을 열었다. 이런 사소한 배려가 쌓이자 직원들은 나를 단순한 상사가 아닌 '멘토'로 바라보기 시작했다.

결국 진정한 교육은 관계에서 비롯된다는 사실을, 나는 그때 비로소 깨달았다.

"너희가 전문적인 지식을 갖춘 친절한 마음으로 진료에 최선을 다하면, 환자들은 너희를 존중하게 돼, 그럼 이 일에 더 큰 보람을 느끼게 될 거야." 나는 이들에게 '치과 의료 서비스'가 단순한 노동이 아니라 사람의 건강을 지키고 더 나은 삶을 살도록 도와주는 가치 있는 일임을 끊임없이 강조하게 되었다.

그렇게 6개월 정도 지나자 직원들의 표정에서 변화가 나타났다. 처음에는 무표정했던 직원들이 환자들에게 먼저 웃으며 인사를 건네기 시작했고, 내가 가르쳤던 용어들을 능숙하게 사용하며 환자들에게 설명해주기 시작했고 완벽한 포핸즈 시스템으로 진료를 보조했다. 어느새 이

들은 나의 가장 든든한 조력자가 되었다. 그들의 성장을 보며 나는 시간의 힘과 함께 꾸준히 교육하는 힘을 온몸으로 느꼈다. 나를 통해 성장한 직원들이 더 좋은 치과로 이직한 후에도 "실장님 덕분에 여기까지 올 수 있었어요"라며 연락을 주었을 때, 나는 비로소 교육 전문가로서의 성장을 확신할 수 있었다. 갈등을 극복하고 함께 성장한 이 경험은 단순한 업무를 넘어 내게 진정한 보람을 선사했다.

이렇게 함께하는 시간이 많아지고 신뢰감이 강하게 형성이 된 시간을 통해 이들이 스스로 교육자가 되어 또 다른 교육자들을 세우도록 하겠다는 생각이 들었다. 다시 말하면 본인들과 같은 상황과 환경 안에서 같은 문화와 언어를 가지고 신입간호사들을 교육할 선배간호사를 세우고 싶었다. 하지만 그게 가능할까? 두 가지의 문제가 나의 발목을 잡았다. 중국은 수직적 관계보다 수평적 동료 문화를 중시한다. 따라서 한국처럼 강한 팀 결속이 자연스럽게 형성되기 어려웠다. 먼저 도움을 요청하는 경우도 거의 없다.

그래서 자신의 생각과 경험에만 의지해 독학하다 보면, 잘못된 방법을 반복하게 되고, 왜 그것이 잘못인지조차 깨닫지 못해 일의 발전이 느리게 된다. 또한 잘못을 지적받아도 고집스럽게 고치지 않는 경우도 흔하다. 더 나아가, 혼자 터득하고 익힌 지식은 체계가 부족하여, 다른 사람에게 효과적으로 전하기도 어렵다. 처음에는 이런 문화를 이해하지 못해서 한국에서 해왔던 방식대로 하려고 하니 모든 것이 이해되지 않고 오해투성이었다. 하지만 문화를 알고 나서는 이들의 처음 행동들이 이해되기 시작했다.

그리고 또 하나의 문제는 높은 퇴사율이었다. 우리 한국팀이 들어온

지 얼마 안된 시점에서 간호사들이 대거 퇴사하는 경우가 있었다. 검진센터에 함께 입사한 동료들은 같은 월급을 받으면서도 비교적 쉬운 과에 배치되어 있었다. 반면 치과에 배치된 간호사들은 교육과 업무가 과중해 늘 힘들어했다. 나는 그 이유를 외부에서 찾기보다, 내부에서 답을 찾아야 한다고 생각했다. 그런데 알고 보니 신입 간호사들은 시험을 치른 뒤 바로 정식 간호사가 되는 것이 아니었다. 임시간호사 면허증을 발급받고, 의료기관에 등록한 후 몇 달간의 인턴 과정을 거쳐야만 비로소 정식 간호사로 등록된다고 했다. 그리고 그 인턴 과정을 담당하는 대표적인 기관 중 하나가 바로 검진센터였다.

'그래도 시도는 해보자!' 마음을 먹고 평소에 눈여겨보던 직원들을 불러 모았다. 먼저 퇴사할 마음이 있는지 직접적으로 물었다. 곧 퇴사할 예정이라는 직원도 있었고 좀 더 다니겠다는 직원들도 있었다. 그래서 좀 더 다니겠다는 직원들 중에서 일 처리 능력이 좋고 적극성을 가진 직원들을 집중적으로 가르치며 진료 어시스트 기회를 주었다. 신입 직원이 들어오면 그들과 같은 시간에 일하며, 같은 업무를 함께 맡아 자연스럽게 배움이 오가도록 했다. 그러나 1년쯤 지나 정식 간호사증이 발급되면, 어김없이 그들은 떠났다. 이제 재미있게 일을 좀 하려나 싶었는데 헤어질 때마다 너무 아쉽고 허탈한 마음까지 들었다 이들이 오래 일할 수 있는 건 행복한 근무환경이지만 무엇보다 돈은 강력하다.

나는 처음부터 치과에서 일하는 간호사들의 처우는 달라야 한다고 생각했다. 나는 월급과 인센티브 체계를 개선해야 한다는 내용을 중국 회사 대표에게 강력히 건의했다. 여러 차례의 설득과 요청 끝에 결국 치과 간호사들의 처우가 개선되었고, 더 나아가 치과의 성장과 발전을 가속화하기 위해 치과 진료 경험이 있는 호사장(중국에서 간호사를 '호사[护士,

hùshi]'라고 부르며, '호사장[护士长, hùshizhǎng]'은 한국의 치과에서 말하는 실장에 해당한다.)을 새로 영입하자는 제안도 했다. 그래서 이제는 내가 직접 호사장에게 한국 치과의료에 관한 이론과 실무를 교육했다. 동시에 호사장이 중국 간호사들을 체계적으로 관리하는 방안을 제시했다. 이 제안이 받아들여져 이후에는 호사장이 직접 관리하는 방식으로 체계를 세워 나갔다.

새로 영입한 호사장은 이미 기본기가 탄탄할 뿐 아니라 가르치는 일에도 즐거움을 갖는 친구였다. 나는 호사장이 그동안 배워온 치과 지식을 존중하며, 잘못된 부분은 함께 바로잡는 과정을 이어갔다. 또, 중국 문화 안에서 쉽게 받아들여지지 않는 부분들은 호사장의 이야기를 들으며 나 역시 고쳐 나갔다. 그렇게 우리는 서로의 문화를 이해하며, 새로운 치과 문화를 세워 나갔다. 직원들을 관리하며, 그들이 겪는 어려움과 마음을 들어주는 시간을 자주 가졌다. 그리고 내가 모아온 자료들을 바탕으로 환자 상담과 직원 교육에 필요한 내용을 나누었다. 치과전문간호사로서 환자들에게 올바른 구강 지식을 전하고, 칫솔질과 위생용품 사용법을 직접 지도하며 내가 가진 모든 것을 아낌없이 나누고자 했다. 반짝거리는 눈으로 하나라도 더 배우려는 태도를 가지고 신입직원이 올 때마다 열정적으로 가르치는 호사장의 모습을 볼 때 큰 보람을 경험했다.

이 경험은 내게 '교육 전문가 치과위생사'라는 새로운 정체성을 안겨주었다. 내가 전달한 것은 지식이 아니라 '태도와 문화의 변화'였다. 이는 곧 치과위생사가 단순한 임상 보조 인력이 아니라, 국경을 넘어 의료 문화를 교육하고 변화시키는 전문직업인임을 증명하는 여정이었다.

전문가는 환자와 신뢰를 나누는 사람이다

직원 교육이 안정화될 즈음, 나의 임상 전문성이 시험대에 오른 사건이 있었다. 건강검진센터의 총책임자가 직접 찾아와, 특별한 환자를 맡아 달라고 부탁했다. 그는 지역의 고위 관리였고, 치아 관리에 대한 관심과 지식이 매우 높았다.

"유 선생님, 이 치아는 제 힘으로 끝까지 지키고 싶습니다. 선생님이 도와주실 수 있겠죠?"

그의 간절한 눈빛 속에는 의심보다 신뢰가 담겨 있었다. 하지만 나는 동시에 큰 부담을 느꼈다. 이 환자의 신뢰를 지켜야 했다. 그래야 내가 이곳에서 쌓아온 '교육자로서의 신뢰'가 완성된다고 생각했기 때문이다.

나는 그 환자에게 치주치료의 원리와 가정에서 실천할 수 있는 자가 구강 관리법을 자세히 설명했다. 그리고 직원들에게 이 환자의 치료 과정을 교육의 사례로 삼았다. 직원들은 내 진료를 지켜보며, 환자 응대와 진료 술식을 배웠다. 치료의 기술뿐 아니라, 환자의 감정에 공감하며 신뢰를 쌓는 대화법을 함께 나눴다.

"선생님은 치료 전 설명을 참 길게 하시는 거 같아요, 그럴 필요까지는 없는 거 같아요. 어차피 환자들은 들어도 잘 모를 텐데요."

"맞아, 처음에는 환자도 잘 이해 못할 거야. 하지만 꾸준히 같은 내용을 전달하는 게 중요해. 사실 그건 환자를 위해서 하는 말 같아 보이지만, 동시에 나 자신에게 하는 말이기도 해. 혹시 내가 불필요한 말을 전하고 있지 않는지, 내 스스로를 말의 내용과 말투를 한 번 더 확인하게 되거든. 그리고 그 말을 옆에서 함께 듣는 너도 나중에 너도 모르게 환자에게 꼭 필요한 말을 자연스럽게 전하게 될 거야."

나는 그런 대화를 통해 교육의 방향을 잡았다. '진료실은 또 하나의 교실이다'라는 생각으로 모든 순간을 배움의 장으로 만들었다. 치과위생사와 어시스턴트, 모든 직원들이 서로의 역할을 이해하며 협력하는 모습으로 변해갔다. 그렇게 '함께 성장하는 진료'의 한 장면이 만들어졌다. 결국 발치가 예상되던 치아는 오랜 시간 유지되었고, 환자는 진심 어린 감사의 말을 전했다. 이 경험은 나 혼자의 결과가 아니었다. 내가 가르친 직원들의 변화, 그리고 그들의 협력이 만들어낸 우리 팀의 성과였다. 그날 이후 직원들의 눈빛도 달라졌다.

"선생님, 저도 그런 환자 만나면 그렇게 해보고 싶어요."

그리고 그들의 말은 현실이 되었다. 내가 난창을 떠나 상해로 옮긴 후에도 난창에 남아있는 직원들과 가끔 소통을 했다. 환자들에게 내가 했던 설명들을 그들도 같은 마음으로 환자들에게 전달하고 있다고 전해주었다. 그 이야기를 듣는 순간, 교육의 진짜 의미를 깨달았다.

그 경험은 내게 하나의 확신을 주었다. 전문가는 단지 기술을 잘 쓰는 사람이 아니다. 사람의 마음을 읽고, 신뢰를 나누며, 함께 변화를 만들어내는 사람이다. 나는 더 이상 '직원을 가르치는 강사'가 아니라 '환자와 팀을 이끄는 리더'로 성장하고 있었다. 중국에서의 그 경험은 내게 "진짜 전문가란, 신뢰를 통해 변화를 만들어내는 사람"임을 증명해 주었다.

전문가는 단지 진료 스킬뿐만 아니라, 환자와 신뢰를 나누는 사람이다.

열정과 도전으로 국경을 넘어선 전문성

　나의 중국에서의 6년은 단순한 해외 취업이 아니었다. 그것은 치과위생사 라는 직업의 경계를 허물고, 나 자신을 '신뢰를 바탕으로 하는 교육 전문가'로 재정립하는 과정이었다. 나는 중국에서 치과 의료 지식이 전무한 신입간호사들에게 신뢰를 바탕으로 교육했을 때 그들이 해내는 과정과 결과를 지켜보았다. 또한, 자기 치아를 수준 높게 관리하고자 하는 환자의 신뢰는 내 안에 있는 잇몸 관리의 전문성을 더욱 끌어올렸고, 그 결과 환자가 만족할 만한 결과로 답할 수 있었다. 이 모든 경험은 내가 단순한 임상가를 넘어, 지식을 나누고 사람을 키우는 교육자로 성장했음을 깨닫게 해주었다. 누군가의 성장을 지켜보고, 그 변화 속에서 함께 성장하는 일의 가치가 내게는 무엇보다 큰 보람이 되었다.

　한국에 돌아와 나는 지금도 치과위생사 본연의 임무와 가치를 치과라는 현장 속에서 환자들과 동료들에게 전하고 있다. 오늘도 나를 찾아오는 환자들에게는 이제라도 나를 만나 당신의 잇몸과 치아가 더 이상 나빠지지 않고 건강하게 유지될 수 있다고 힘주어 말한다. 실력으로 신뢰를 전하는 스케일링을 시작으로, 치태조절과 전문가칫솔질, 개인 맞춤형 잇솔질교육까지 마무리되면 물음표의 환자 얼굴은 어느새 느낌표로 바뀐다. 마지막으로 유니트체어에서 일어나 "선생님, 정말 감사합니다."라는 진심 어린 인사를 들을 때면 그 행복감이란!

나는 이 경험을 함께 일하는 동료 치과위생사들과 나누며, 치과 방문이 어려운 이웃 어르신들에게는 전문가칫솔질 봉사를 통해 신뢰와 배움을 전한다. 오늘도 생활속에서 신뢰를 주는 교육자로 나는 내가 걷는 길의 의미를 다시 느낀다.

나의 관심은 '나의 성장'을 넘어, 한국 치과위생사들의 글로벌 진출 기반을 넓히는 일에 있다. 협회, KOTRA, KOICA 등과 협력하여 한국 치과위생사들이 세계 속에서 활약할 수 있도록 길을 열고 싶다. 해외 봉사, 해외 취업 등 다양한 기회가 생기고 있다. 이러한 경험들이 지속적으로 이어져, 후배들이 '열정과 도전으로 국경을 넘어선 전문성'을 갖춘 전문가로 우뚝 설 수 있도록 돕는 것이 나의 궁극적인 목표이다. 전문성은 국경을 넘어설 수 있다.

작은 진료실에서 시작된 열정이 세계로 확장될 때, 우리는 모두 'K-치과위생사'라는 이름으로 하나의 새로운 역사를 써 내려갈 것이다.

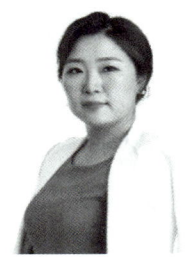

『강원주』
치과위생사의 멘토링 이야기
: 마음과 삶을 돌보는 손길

- **주요경력:** 현) 김천대학교 겸임 교수
  - 현) 가톨릭 상지 대학교 겸임 교수
  - 현) 프로덴컴퍼니 대표
  - 현) 스타치과 총괄 실장
- **최종학교 :** 단국대학교 구강보건학 치위생학 박사
- **교육경력:** 가톨릭상지대학교, 김천대학교 겸임, 구강보건교육(초등학교)
  인간관계론, 임플란트뻔강, 치주치료와예방, 틀니의 모든것, 치과약처방,
  보철의모든것, 바로 써먹는 데스크강의 등
- **관심 분야:** 치과위생사의 세바시 방송 출연.
- **자격 및 수료:** 병원전문 수석강사, 에니어그램 강사, 병원전문 컨설턴트, 병원전문
  매뉴얼 마스터, 보험청구 컨설턴트 병원 내부 시스템 마스터, 병원 CS 강사
- **SNS 주소:** 인스타그램 | @kang_jjakka
- **나를 한 문장으로 표현한다면?**
  나는 치과위생사의 손끝으로, 사람의 마음을 경영하는 사람입니다.
  "치과에서 사람의 마음을 배우고, 다시 그 마음으로 세상을 치유하는
  치과위생사"가 되고 싶습니다.
- **이 글이 전하고자 하는 핵심 메시지는?**
  치과위생사의 일은 단순한 기술이 아니라, 사람의 마음을 다루는 일이라는 것이다.
  진료실의 작은 손길 하나가 누군가의 하루를 바꾸고, 한 사람의 따뜻한 말이 한
  동료의 인생을 다시 시작하게 만든다. 멘토링은 지시가 아니라 동행이며, 리더십은
  권위가 아니라 공감의 힘이다. 잠시 멈춘 경력도, 번아웃으로 꺼진 마음도 "괜찮아,
  다시 할 수 있어"라는 말 한마디로 다시 피어난다.
  이 책은 치과 안에서 일어나는 작은 변화의 기적, 그리고 서로의 마음을 보듬으며
  성장해온 사람들의 이야기다.

작은 불씨에서 시작된 날갯짓

    치과에서 일하다 보면, 같은 공간에서 부대끼며 하루를 보내는 동료들이 가족처럼 느껴질 때가 있다. 함께 웃고, 함께 힘들어하고, 같은 환자를 위해 뛰다 보면 서로의 마음을 누구보다 잘 알게 된다.

    그 안에서 하나의 작은 꿈을 품었다. 바로, 내가 가진 경험과 확신을 나누어 동료들이 더 나은 길을 걸을 수 있도록 돕는 것이다.

    "앞으로 치과에서 오랫동안 일할 수 있을까요?"

    퇴근 후, 진료실 불을 끄며 정리하고 있는데 간호조무사로 일하던 동료가 조심스레 입을 열었다.

    "실장님, 저도 치과위생사들 보면 부럽긴 해요. 그런데 지금 돈 벌고, 나름 자리 잡았는데 굳이 다시 공부할 필요가 있을까요?"

    그 말에는 현실적인 무게가 담겨 있었다. 생활비, 가족, 그리고 나이를 생각하면 학교에 다시 들어간다는 것은 쉬운 선택이 아니었다. 나는 한참을 그녀의 얼굴을 바라보다가 조심스럽게 물었다.

    "혹시, 진짜 네 마음속에 작은 바람이라도 있는 게 아닐까? '공부할까 말까?'하는 생각이 들었다는 건 하고 싶은 마음이 있기 때문에 그런 것 같은데 '할까 말까 할 때는 해라, 갈까 말까 할 때는 가라'라는 말이 있어. 진짜 네 마음속을 들여다봐."

    그녀는 대답하지 못했다. 하지만 그날, 나는 분명 그녀의 눈빛 속에서

꺼지지 않은 불씨 하나를 발견했다. 나는 누군가의 가능성을 발견해 주는 일이 너무도 설렌다.

나는 그날 이후 기회가 될 때마다 그녀와 이야기를 나눴다. 학교 입학 절차, 공부와 일을 병행하는 방법, 그리고 내가 실제로 겪었던 어려움과 보람까지. 때로는 그녀의 불안과 두려움이 더 크게 보일 때도 있었다. 그럴 때마다 나는 단호하게 말해주었다.

"넌 충분히 할 수 있어. 네가 가진 따뜻함, 환자를 대하는 태도, 그리고 성실함이라면 분명 좋은 치과위생사가 될 거야."

사람은 스스로의 가능성을 작게 보는 순간이 있다. 멘토링은 그 가능성을 다시 비춰주는 거울 같은 것이다. 나는 그녀가 거울 속에서 더 크고 당당한 자신을 볼 수 있기를 바랐다.

결국 그녀는 첫걸음을 내딛었다. 입학 지원서를 쓰던 날, 떨리는 손으로 내게 말했다.

"저 진짜 할 수 있을까요?"

나는 미소 지으며 대답했다.

"당연하지. 지금 네가 쓰고 있는 이 원서가, 네 인생의 가장 큰 용기야."

그 순간, 나도 눈물이 날 뻔했다. 누군가가 자기 삶의 새로운 첫 페이지를 여는 장면에 동행할 수 있다는 것은, 멘토로서 가장 큰 보람이었다.

입학 후 그녀는 힘들어할 때도 많았다. 밤 늦게까지 과제를 하다가 피곤에 찌든 얼굴로 출근하기도 했고, 시험을 앞두고 불안에 떨며 눈물을 글썽이기도 했다. 그럴 때마다 나는 작은 메모를 건네곤 했다.

"너는 이미 멋진 길을 걷고 있어."

"오늘의 노력은 내일의 면허증으로 돌아올 거야."

그리고 몇 년 후, 그녀는 마침내 치과위생사 면허증을 손에 쥐었다. 떨리는 손으로 면허증을 보여주며 내게 말했다.

"여기 면허증이요. 실장님! 저 진짜 해냈어요."

그 순간 나는 알았다. 내가 건넨 작은 말 한마디가, 누군가의 인생을 바꾸는 시작이 될 수 있다는 것을. 그리고 그 변화는 나비효과처럼 퍼져 나갔다. 그녀의 성공은 다른 간호조무사 동료들에게도 용기를 주었다.

"나도 도전해볼까?"

"우리도 할 수 있지 않을까?"

그렇게 또 다른 동료들이 하나둘 도전했고, 몇 년 뒤 그들 역시 치과위생사로 서게 되었다. 나는 이 경험을 통해 멘토링의 진짜 의미를 배웠다. 멘토링은 누군가를 끌어올리는 것이 아니라, 그 옆에 조용히 함께 서주는 일이다. 방향을 알려주고, 때로는 지쳐 멈춰 선 발걸음에 다시 힘을 불어넣어주는 일. 그것만으로도 사람은 자신의 길을 끝까지 걸어 갈 수 있다.

가끔 그런 생각을 한다. 만약 내가 그날 아무 말도 하지 않고 넘어 갔다면 그 사람들은 어떻게 됐을까? 아마도 그녀는 여전히 간호조무사로 남아 있었을 것이다. 물론 그 삶도 나쁘지 않다. 하지만 지금 그녀는 치과위생사로서, 더 큰 자부심과 더 넓은 세상에서 날개를 펼치고 있다.

나는 그것이 멘토링의 기적이라고 믿는다. 작은 한마디가 누군가의 날개가 되고, 그 날개가 더 많은 사람을 날아오르게 만드는 것이라고.

멘토링이란 대단한 지식을 전하는 것이 아니다. 누군가의 가능성을 먼저 발견해주고, "너는 할 수 있어."라는 믿음을 건네주는 것. 그것만으로도 한 사람의 인생은 전혀 다른 길로 흘러간다.

나는 그 과정을 곁에서 지켜보았다. 처음엔 주저하던 동료가 용기를 내어 입학을 결심했고, 수많은 어려움 속에서도 포기하지 않았다. 그리고 마침내 치과위생사라는 이름으로 환자를 마주하게 되었다. 그 순간 그녀의 눈빛은 내가 처음 보았던 불안한 눈빛과는 전혀 달랐다. 자신감과 자부심, 그리고 더 큰 꿈이 그 안에 빛나고 있었다.

이 이야기는 단지 한 사람의 성공담으로 끝나지 않았다. 그녀의 용기는 또 다른 동료에게 전염되었고, 그 동료의 도전은 또 다른 시작을 만들어냈다. 마치 나비의 작은 날갯짓이 멀리 떨어진 곳에서 큰 바람을 일으키듯, 멘토링의 힘은 그렇게 번져갔다.

나는 여전히 치과 현장에서 동료들과 함께 일한다. 그리고 지금도 언젠가 또 다른 누군가가 내게 다가와 속삭일 것이다.

"선배, 저도 할 수 있을까요?"

그때마다 나는 예전처럼 웃으며 대답할 것이다.

"그래, 넌 이미 할 수 있는 사람이야."

이 책에 담긴 이야기는 단지 과거의 기록이 아니라, 앞으로도 계속 이어질 현재진행형의 기록이다. 나의 작은 한마디가 또 다른 불씨를 밝히고, 그 불씨가 누군가의 날개가 되어 날아오르는 순간들.

나는 바란다. 이 글을 읽는 누군가 역시 언젠가 자신만의 멘토가 되어, 또 다른 동료에게 따뜻한 손을 내밀기를. 그렇게 서로의 손을 잡아주는 연결이 많아질수록, 우리 치과위생사의 길은 더 단단하고 빛나는 길이 될 것이다.

고향의 향기를 닮은 상담

외국인 직원과 일해본 적 있는가? 영어가 아닌 베트남어가 더 편하고, 한국말이 서툰 사람과 말이다.

내가 그녀를 처음 본 건 첫째 아이를 가지고 휴직을 하고 있던 14년 전으로 거슬러 올라간다.

그녀는 한국에 온 지 몇 해 되지 않은 다문화인 동료였다. 출산 전 원장님께 인사를 드리려고 방문을 하게 되었는데, 데스크에 웬 낯선 외국인이 어색한 말투로 "지금 안 돼요."라고 말하는 것이 아닌가? 안 된다니 뭐가 안 된다는 건지, 굉장히 거슬리는 말투여서 당황한 기억이 있다.

내가 있는 지역은 지방 중에서도 시골에 속하고, 그러다 보니 직원 구하기가 어려워 항상 부족한 상태에서 일해야만 했다. 그 당시 다문화 여성을 위한 사회 프로젝트로 '일자리 창출 지원사업'이 열렸고, 직원이 부족했던 치과에서 채용을 한 것이다. 아무래도 진료실은 힘들 것 같아서 치과 소독팀으로 배치했다.

그녀는 낯선 땅, 낯선 언어, 낯선 직장에서 언제나 조금은 움츠린 어깨로 진료실을 오갔다. 환자에게 말을 걸 때면 입술이 파르르 떨렸고, 환자가 말이라도 걸면 중간에 멈칫하며 나를 바라보곤 했다.

"제가 환자한테 잘못 말하면 어떡하죠? 혹시 실수하면 환자들이 싫어하지 않을까요?"

그 질문 속에는 두려움과 불안이 고스란히 담겨 있었다. 단순히 치과라는 공간 안에서만이 아니라 한국이라는 낯선 곳에서 얼마나 작아진 마음으로 살고 있는지 느낄 수 있었다.

'다름'은 약점이 아니다. 나는 이 말을 꼭 해주고 싶었다. 그래서 그녀를 토닥이며 "선생님 지금까지도 충분히 잘하고 있어요. 언어와 문화는 약점이 아니에요. 오히려 나만이 가진 강점이 될 수 있어요. 제가 만약 외국 가서 산다면 쉽지 않았을 거예요. 그 나라 언어를 공부하고 직장에 도전한다는 자체만으로도 대단하신 거예요."라고 말했다.

그녀는 의아한 표정을 지었다. 나는 이어서 설명했다.

"우리 병원에 오는 환자 중에도 다문화 가정의 아이들이 있고, 외국인들이 있잖아요. 그 누구보다 그들의 마음을 잘 이해할 수 있을 거예요. 한국말이 서툴다는 이유로 움츠러드는 게 아니라, 오히려 다리 역할을 할 수 있다는 걸 보여주면 돼요."

그녀는 한동안 말이 없었다. 하지만 그날 이후, 그녀의 눈빛이 조금 달라졌다.

며칠 뒤, 어린 다문화 가정 아이가 엄마 손을 잡고 진료실에 들어왔다. 아이는 잔뜩 긴장해서 울음을 터뜨렸는데, 그때 내 옆에 있던 그녀가 조심스레 다가갔다.

"괜찮아, 아프지 않아. 나도 예전에 치과 무서웠어."

아이 엄마는 놀란 눈으로 그녀를 보았다. 자신과 같은 억양이 묻어나는 말투였기 때문이다. 순간, 진료실 안 공기는 확연히 달라졌다. 아이는 조금씩 울음을 그쳤고, 엄마의 얼굴에는 안도와 신뢰가 번졌다.

그날 퇴근길, 그녀가 내게 말했다.

"오늘은 제가 조금은 도움이 된 것 같아요. 환자 얼굴에서 제가 처음으로 웃음을 본 것 같아요."

그녀의 눈빛은 이전과는 확연히 달랐다. 불안 대신 따뜻함이, 두려움 대신 자신감이 자리 잡고 있었다. 나는 그 눈빛을 보며 확신했다. 멘토링이란 바로 이런 순간을 만드는 것이라고. 누군가가 스스로를 새롭게 바라보게 하는 힘, 그것이 진짜 상담이고 멘토링의 의미였다.

얼마 후, 그녀는 용기를 내어 환자에게 자기 나라 음식을 건넸다.

"선생님, 이건 제 고향에서 먹던 음식인데 한번 드셔보실래요?"

환자는 환하게 웃으며 "고향 맛이 나네요, 고맙습니다"라고 말했다. 그 순간, 그녀의 눈은 반짝였고, 나는 그 장면을 보며 또다시 울컥했다. 치과라는 공간 안에서, 단순히 치료와 상담만 오가는 게 아니라, 사람과 사람이 진심으로 연결되는 순간을 목격했기 때문이다. 나는 그날 한 번도 못 가본 나라의 음식을 그 선생님 덕분에 먹어보고 경험할 수 있었다.

가끔 그때를 떠올리면 웃음이 나온다. 처음 치과 문을 열고 들어왔을 때의 불안한 눈빛, 그리고 지금 당당히 환자와 웃으며 대화하는 눈빛. 그 사이에는 수많은 시간과, 작지만 단단한 용기들이 있었다.

다문화인이라는 이유로 움츠러들던 그녀는 이제 환자에게 따뜻한 다리가 되어주고 있다. 그리고 나 역시 배웠다. 다름은 소외가 아니라 연결의 시작이 될 수 있다는 것을 말이다. 이제 그녀는 치위생학과에 진학해서 학교를 다니고 있고, 또 다른 도전의 인생 시작점에 있다. 앞으로도 또 다른 누군가가 낯선 언어와 문화로 인해 두려움 속에 서 있을지 모른다. 그때도 나는 다시 그녀에게 했던 말을 건네고 싶다.

그 사람이 가진 이야기는 그 사람만의 힘이다. 그것을 숨기지 말고, 환하게 나눠주자. 서로의 다름을 껴안으며, 더 따뜻한 세상을 만들어갈 수 있을 것이다.

치과위생사의 멘토링 이야기
: 마음과 삶을 돌보는 손길

처음 후배들이 내게 상담을 요청했을 때, 나는 단순히 업무를 알려주는 선배라고만 생각했다. 그런데 시간이 지나며 알게 되었다. 그들이 진짜 원한 건 매뉴얼이 아니라 마음을 붙잡아줄 사람이라는 것을.

"선배, 원장님이 너무 무서워요. 제가 뭐라 말하기도 어렵고, 실수할까 봐 계속 긴장돼요."

그 말을 들었을 때, 나는 예전의 내 모습을 떠올렸다. 처음 치과에 발을 들였을 때, 환자보다 원장님의 눈빛을 더 두려워했다. 작은 말 한마디가 하루의 공기를 무겁게 만들곤 했다. 나는 그녀의 손을 꼭 잡고 말했다.

"처음엔 누구나 그래. 나도 그랬어. 원장님들은 워낙 진료에 집중하다 보니 말이나 단어가 짧게 나가면서 오해가 생기는 거지, 나쁜 마음으로 말하는 건 아니니까 그런 걱정은 안 해도 돼."

그날 이후 우리는 자주 이야기를 나누었다. 단순히 매뉴얼을 알려주는 것이 아니라, 원장님이 왜 그런 말을 하셨는지, 진료 상황에서 서로의 시선을 맞추는 법까지 하나하나 짚어주었다. 그렇게 조금씩 변화가 생겼고, 마침내 원장님이 먼저 웃으며 그녀에게 "고생 많았어요"라고 말하는 순간을 함께 목격했다. 작은 용기가 관계를 바꿀 수 있다는 사실을 그때 알았다.

그 무렵 또 다른 후배가 내게 찾아왔다.

"선배… 제가 실장 역할을 맡게 되었는데, 솔직히 두려워요. 제가 잘할 수 있을까요?"

리더가 된다는 건 단순히 자리를 옮기는 것이 아니라 마음가짐이 달라져야 하는 일이었다. 나는 진심을 담아 조언했다.

"리더십은 지시하는 게 아니라, 함께 걷는 거야. 동료가 실수했을 때 감싸주고, 환자가 불편할 때 먼저 사과하는 것. 그게 진짜 힘이야. 넌 잘할 수 있어."

처음에는 작은 문제에도 크게 흔들리던 그녀였지만, 시간이 지나자 조금씩 달라졌다. 팀원과 환자 사이에서 다리를 놓고, 원장님과도 점차 자연스럽게 소통하며 병원 분위기를 바꾸어 갔다. 어느 순간, 그녀는 후배들에게 "너라면 할 수 있어"라고 말하는 사람이 되어 있었다.

어느 날은 한 선배가 내게 상담을 요청했다. 경력 단절 후 치과로 다시 복직하는데 고민이 있다고 했다.

"저… 오래 쉬었는데, 다시 할 수 있을까요?"

몇 년 만에 치과로 돌아온 선배 위생사의 첫 말은 조심스러웠다. 결혼과 육아, 잠시 멈췄던 경력. 이제는 환자 앞에 서는 것이 더 무섭게 느껴진다고 했다. 나는 웃으며 말했다.

"손이 기억하고 있을 거예요. 엄마로 살아낸 시간도, 치과에서 충분히 힘이 된다는 걸 깨닫게 되실 거예요."

나는 자신 있게 말했다. 나 역시 아이를 키운 내공이 큰 무기가 되었다. 소아 환자에 대한 이해도가 더 생기게 되고 아이들 눈높이에서 칫솔질법도 쉽게 알려줄 수 있었다. 어르신과의 대화도 훨씬 수월했고, 환자들에게 상처도 덜 받았다. 오히려 환자에게 "그렇게 말씀하시면 저 상처 받아요."하면서 자칫 컴플레인으로 이어질 수 있는 상황도 유연하게 넘어갈 수 있게 되었다.

첫 출근 날, 그녀는 스케일링 트레이 앞에서 한참을 멈춰 서 있었다. 기구들을 하나씩 쥐어 보며 중얼거렸다.

"이거… 이름이 뭐였더라? 큐렛? 맞지? 아, 헷갈려 죽겠네."

그 모습에 다 같이 웃음이 터졌다. 그런데 놀라운 것은, 막상 환자 앞에 서자 달라졌다는 것이다. 손에 스케일링 기구를 잡는 순간, 마치 오래된 자전거를 다시 타듯 자연스럽게 움직였다. 치석을 제거하는 리듬, 환자에게 말을 건네는 톤, 차분한 표정까지. 몸이 기억하고 있었다.

진료가 끝난 뒤, 환자가 말했다.

"선생님, 손길이 참 편안해요. 오랫동안 해오신 분 같아요."

선배는 순간 눈이 붉어졌다.

"사실 오늘이 복귀 첫날이에요."

그 말에 환자가 놀라며 엄지를 들어 올렸다.

"정말요? 믿기지가 않네요!"

그녀는 경력은 단절되는 게 아니라 잠시 멈출 뿐, 다시 잡으면 살아난다는 것을 보여주었다. 시간이 지나면서 진짜 고민은 기술이 아닌, 마음과 관계로 옮겨간다.

"진료는 조금씩 익숙해지는데 원장님과 대화하는 게 너무 무서워요. 가끔 짧게 말씀하시는데, 그게 다 저를 탓하는 것 같아요."

나는 조언했다.

"피드백은 비난이 아니에요. 업무를 더 잘하기 위한 힌트예요. '환자가 잘 못 알아듣는 것 같아요'라는 말은 '내가 부족하다'가 아니라 '더 쉽게 설명하라'는 신호로 생각하면 돼요."

그 말을 듣고, 그녀는 고개를 끄덕였다. 마음을 바꾸니 일이 더 수월해졌다. 모든 신호를 다 내게 보내는 화살로 받아들이면 일하기 힘들어진다. 자꾸만 작아지고 자존감도 낮아진다. 어떤 피드백이든 긍정적 신호로 받아들이는 연습을 하도록 하자.

멘토링이란 결국, 누군가가 스스로를 믿게 하고, 두려움을 넘어설 수 있게 만드는 힘이다. 나는 확신한다. 후배나 경력 단절 선배들이 치과라는 작은 사회에서 긴장하고 두려워할 때, 단순히 기술을 가르치는 것보다 마음을 다독이고, 소통의 길을 안내하는 것이 진짜 멘토링이라는 것을. 병원에서 진료를 잘하는 것도 중요하지만, 사람을 이해하고 마음을 돌보는 것이 결국 팀과 병원의 진정한 힘이다. 그 힘은 단순한 직무 능력이나 경험치가 아닌, 마음과 신뢰에서 시작되는 리더십이다.

간혹, 이렇게 말하는 후배가 있다.

"선배, 환자 앞에서는 웃는데, 속으론 울고 싶어요."

감정소모로 인한 번아웃이 온 것이다. 치과위생사도 의료서비스직이기 때문에 기술보다 감정이 더 많이 소모되는 일이다. 환자의 불안, 원장의 눈치, 동료와의 갈등까지 한꺼번에 떠안아야 하는 자리다. 그때마다 "네가 힘든 건 네가 부족해서가 아니야. 그만큼 최선을 다했기 때문이야. 네 마음을 내가 알아줄게."라며 토닥여준다.

때로는 퇴근 후 함께 밥을 먹으며 하소연을 들어주기도 한다. 그 작은 시간들이 후배들의 어깨를 조금은 가볍게 하는 것 같다.

돌이켜보면 나는 단순히 기술을 가르치지 않았다. 신입이든, 리더가 된 후배이든, 경력 단절로 돌아온 동료이든, 번아웃에 지친 스탭이든, 결국 모두는 각자의 불안과 고민 속에 있었다. 내가 내민 것은 정답이 아니라 작은 손길이었다.

"너라면 할 수 있어.", "네가 힘든 건 네 탓이 아니야." 등 단순한 말들이 하루를 바꾸고, 삶을 바꾸어 준다. 언젠가 내가 건넨 그 손길이, 또 다른 후배의 손길로 이어지리라는 것을 믿는다. 작은 위로가 파문처럼 번져 나가, 치과위생사라는 직업의 길을 조금 더 따뜻하게 밝혀줄 것임을 나는 확신한다.

마음을 얻는 상담 비법

1. 피드백을 받을 때 마음을 편하게 유지하는 법

피드백은 성장의 도구이지 비난이 아닙니다. 하지만 막상 들을 때는 마음이 움츠러들기 쉽습니다.

- 방법: '나를 평가하는 말'이 아니라 '업무를 더 잘하기 위한 팁'으로 받아들이세요.
- 예시 상황: 원장님이 "설명할 때 환자가 잘 못 알아듣는 것 같아요"라고 말했을 때 '내가 부족하다'고 받아들이기보다, '좀 더 쉽게 설명하는 방법을 찾으라는 신호구나'라고 생각하는 겁니다. 이렇게 생각을 전환하면 마음이 덜 흔들리고, "네 원장님, 설명 자료를 좀 더 쉽게 바꿔볼게요"라며 긍정적으로 답할 수 있습니다.

2. 문제 상황이 생겼을 때 차분하게 소통하는 연습

갈등의 순간에 목소리가 커지면 대화는 금세 싸움이 됩니다. 차분함이 곧 해결의 열쇠입니다.

- 방법: 먼저 상대 말 끝까지 듣는다. 감정을 바로 반응하지 말고 '팩트'를 확인한다. 짧게 요약하며 되묻는다. ("그러니까 환자 차트가

빠져서 불편했던 거죠?")

- 예시 상황: 스탭이 "왜 내가 또 청소를 해야 해? 맨날 나만 시키잖아!"라고 화를 냈을 때 "네가 불만이 있다는 건 알겠어. 이번에 내가 잘못 조율한 것 같아. 다음에는 당번표를 다시 정리하자"라고 대답한다면 불필요한 감정 싸움을 줄일 수 있습니다.

3. 환자 응대에서 팀워크를 살리는 방법

환자는 병원의 '한 사람'이 아니라 '팀 전체'를 보고 판단합니다. 작은 배려가 팀워크로 연결됩니다.

- 방법: 앞에서 설명한 내용을 뒤에서 이어받아 같은 톤으로 설명하기. 누군가 바쁠 때는 자연스럽게 다른 스탭이 환자에게 다가가 보완하기.
- 예시 상황: 환자가 치료 과정에 대해 의사에게 설명을 들은 뒤, 계산할 때 "아까 뭐라고 하셨죠?"라고 묻는 경우 접수 직원이 "원장님께서 말씀하신 건 ○○ 치료이고, 비용은 이렇습니다"라고 같은 메시지를 전달한다면 환자는 '이 병원은 말이 일관되네'라는 신뢰감을 갖게 됩니다.

4. 원장님과의 소통과 보고 방식

원장님은 환자 진료에 집중하다 보니 병원 운영 상황을 일일이 알기 어렵습니다. 보고는 '짧고, 명확하고, 해결책까지'가 원칙입니다.

- 방법: 1. 사실 → 2. 영향 → 3. 해결 방안 순서로 전달.
- 예시 상황: "원장님, 오늘 A 환자분이 대기 시간이 길다고 불편해하셨어요. (사실) 다음 환자들도 겹치면 비슷한 불만이 나올 수 있을

것 같아요. (영향) 그래서 접수 시에 치료 예상 시간을 미리 말씀드리면 어떨까요? (해결 방안)"

이렇게 보고하면 원장님은 단순 불만 전달이 아니라, '문제를 해결하는 직원'으로 인식하게 됩니다.

심리적 지지 상담
: 지친 마음에 건네는 손길

생각보다 많은 직장인들, 특히 치과인들은 매일 환자를 응대하며 보이지 않는 감정노동을 겪고 있다. 현재 나는 직장과 학업을 병행하는 야간 치위생학과 학생들을 가르치고 있는데, 그때마다 그들의 지친 마음을 듣게 된다.

콜센터 상담직원들은 이제 법적으로 고객 응대 과정에서의 욕설과 폭언을 녹음하고 보호받을 수 있지만, 개인 병원이나 치과에서 일하는 직원들에게는 여전히 먼 이야기다. 상황과 입장은 다르지만 현실은 비슷하다. 전화로 화를 내거나 욕을 하고, 심지어 폭언을 서슴지 않는 환자들이 종종 있다.

병원이 진심을 다해 응대하면서 친절하다고 소문나더라도, 혹은 소극적인 진료로 미연에 갈등을 줄이려 하더라도 이런 상황을 피할 수 없다. 지금은 그래도 치과위생사라는 직업을 어느 정도 인식해주지만, 예전에는 그렇지 않았기 때문에 그 시절을 겪어온 내게, 1년 차 신입이 감정노동으로 지쳐 힘들어하는 모습은 더없이 안타깝다. 그럴수록 나는 치과위생사의 사회적 지위를 높이고, 서로 책임을 나누며 지켜야 할 연대가 필요하다고 생각한다.

다온C.S.M.컴퍼니에서 강사로 활동하던 시절, 이세리 대표님과 함께 유튜브 컨텐츠 '따뜻한 조언'을 운영했다. 당시 병원 종사자들에게 익명 사연을 받아 정기적으로 상담 시간을 가졌는데 치과뿐만 아니라 피부과, 성형외과, 정형외과, 한의원 등 다양한 과에서 관심을 가져주셨다.

촬영은 온라인으로 진행됐지만, 편안한 의자와 따뜻한 조명, 차 한 잔이 놓인 공간은 마치 실제 상담실 같았다. 그 안에서 나는 후배들이 조금이라도 마음의 지지를 받을 수 있기를 바랐다.

그 경험을 바탕으로 작은 상담소를 열었다. TV 프로그램 '금쪽이'를 모티브로 '금쪽 상담소'로 이름 지었다.

한창 상담소를 운영하던 중, 기억에 남는 사연이 하나 있다. 치과 종사자인데 열심히 설명하고 일한다고 생각했는데, 자꾸 '불친절하다'는 소문이 돌아 속상하다는 이야기였다. 알고 보니 병원 특성상 어르신 환자가 많아 큰 소리로 설명할 수밖에 없는데, 다른 환자들이 이를 오해해 리뷰에 "불친절하다"고 남긴 것이다.

직접 통화한 결과, 직원들의 응대 방식이 표준화되지 않았고, 매뉴얼이 없어 직원마다 다르게 설명하고, 환자마다 담당자가 바뀌며 혼란이 있었다. 어디서나 마찬가지겠지만 병원에서도 명확한 기준이 있어야 한다.

예를 들어, 눈과 귀가 불편한 환자에게는 글씨로 된 설명서보다 그림 설명서를 제공하거나, "본 병원은 어르신 환자가 많아 큰소리로 안내하고 있습니다"라는 문구 한 장만 붙여 놔도 오해는 줄어들었을 것이다. 서비스는 보이지 않기 때문에 그림이든, 글이든 보여줄 수 있어야 한다.

누구나 평균 이상의 서비스, 우리 병원만의 C.S를 제공할 수 있도록 기준을 세우고 이를 문서화한 것이 곧 매뉴얼이다. 직원이 행복해야 환자가 행복하고, 환자가 행복해야 병원이 행복하다

촬영 중 나는 카메라 너머 후배들에게 직접 이야기하듯 말했다.

"괜찮아요. 오늘 힘들었던 당신, 그 마음 제가 알아요. 내가 지금 최선을 다하고 있다는 걸 꼭 기억하세요."

진심이 느껴졌던 것일까? 업로드 후, "영상 자주 올려주세요", "덕분에 힘이 납니다"라는 댓글이 이어졌고, 나 역시 그 응원으로 더 힘을 낼 수 있었다.

"영상을 보니까 마음이 조금 가벼워졌어요. 오늘은 웃으면서 퇴근할 수 있을 것 같아요."

이런 댓글은 내가 오래도록 지속할 수 있는 버팀목이 되었고 시간이 흐르면서 상담소와 영상은 후배들의 마음을 지켜주는 힘이 되었다. 작은 대화와 공감이지만, 그것은 분명 깊은 울림을 남겼다.

상담은 거창한 지식이나 기술이 아니라, "네 마음을 이해한다"는 따뜻한 동행이다. 존재만으로도 충분히 힘이 되는 것이다.

후배들이 지쳐 쓰러질 듯한 순간, 내가 건넨 작은 손길과 공감의 한마디가 그들을 다시 일으켜 세웠다. 그리고 그 말들은 또 다른 후배에게 이어져, 마음을 지키는 연결고리가 될 것이다.

치과위생사의 길은 기술만으로는 버티기 어렵다. 마음의 힘이 있어야만 지친 하루 속에서도 환자에게 진심 어린 미소를 전할 수 있다. 그래서 오늘도 나는 상담소의 문을 열고, 카메라를 켜며, 후배들에게 말한다.

"괜찮아. 괜찮아. 넌 충분히 잘하고 있어."

그 한마디가 누군가의 하루를, 삶을, 그리고 미래까지 바꿀 수 있다는 것을 나는 매일 느낀다.

『유은미』
교육으로 사회적 가치를
실현하는 치과위생사

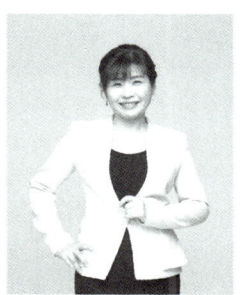

- 경력: 현) 디엠플러스(Dream Mate Plus) 대표,
  현) 한양여자대학 치위생과 겸임교수
  현) 대한치과위생사협회 부회장, 현) 기후위기 하남비상행동 공동대표
  현) 한국자살예방센터 하남지부 센터장, 현) 하남진로강사협의회 사무국장
  전) 분당형치과병원 임플란트 센터장, 전) 박선치과 스케일링 센터장
- 최종학력: 연세대학교 치의학 박사
- 교육경력: 강동대학교 초빙교수/강의전담교수, 신구대학교, 가천대학교,
  신성대학교, 혜전대학교 치위생과 겸임교수/외래교수, 임상교육, 예방교육,
  디지털 및 치과감염관리 교육, 구강보건교육(유치원, 초등학교, 중고등학교,
  대학교, 임산부, 군인, 노인, 장애인, 다문화), 병원코디네이터, 생명존중, 기후위기,
  공정무역, 진로코칭 및 직업체험, 의사소통, 대인관계 등
- 관심 분야: 국가고시(이론/실기), 치과감염관리, 디지털교육, 임상교육, 진로코칭,
  예방교육, 노인교육, 생명존중(자살예방), 기후위기, 직업윤리, ESG경영
- 자격 및 수료: 보건교육사 3급, 요양보호사, 시니어전문강사, 입체조 강사,
  노인 장애인전문치과위생사, 디지털마인드맵지도사 1급, 구글트레이너
  2급, 인지학습컨설턴트 1급, 한국에니어그램 강사, 생명존중전문강사,
  공정무역캠페이너 강사, 진로적성지도사 2급, 청소년 교육상담코치 전문가
- SNS 주소: 이메일 | dmplus0310@naver.com　인스타그램 | silby4545 /
  dmplus0310　블로그 | https://blog.naver.com/dmplus0310
- 나를 한 문장으로 표현한다면?
  치과위생사의 성장을 디자인하는 교육기획자
- 이 글이 전하고자 하는 핵심 메시지는?
  치과위생사는 예방 중심의 패러다임을 실천하며 국민의 구강건강을 이끌어가는
  사회적 실천가다. 또한 ESG 시대가 요구하는 지속가능한 건강 가치를 창출하는
  교육형 리더이기도 하다. 구강보건교육을 통해 환자의 미래를 바꾸고 현장에서의
  경험을 교육으로 확장하고, 그 배움을 다시 사회에 환원하는 일—그것이 내가
  믿는 '치과위생사라는 직업의 힘'이며 내 삶을 움직이는 가장 큰 원동력이다. 나는
  오늘도 교육을 통해 사람을 세우고, 그 사람이 세상을 바꿀 수 있다는 믿음으로
  살아간다.

환자의 마음만큼이나 떨렸던 나의 손끝

"매일 마주하는 환자의 눈빛 속에는 두려움도, 희망도, 삶의 이야기
도 담겨 있다."

수술실 문이 닫히는 순간,
심장은 마치 달리는 기차처럼 쿵쾅거렸다.
입을 벌리고 누워 있는 내 위로 눈부시게 밝은
조명이 켜졌고 각종 기계 소리가 귀에 바늘처럼 꽂혔다.
마취 주사가 들어갈 때 눈물이 나지 않도록 꽉 참았지만
손끝이 떨리는 것은 숨길 수 없었다.
턱을 누르는 압력, 깎아내리는 작은 진동, 뼈가 깎아지는 듯한 소리.
수술대에 누운 채 나는 세상에서 가장 작은 존재가 되는 것 같았다.
'지금 이대로 포기하고 돌아가 가버릴까??' 그 생각이 머릿속에 맴돌
았다.

임플란트 치료가 모두 끝난 뒤, 작가였던 환자는 조심스레 나에게 얇
은 에세이집을 건넸다. 그 안에는 수술 전날의 불면, 입을 벌린 채 느꼈
던 무력감, 그리고 수술 시의 두려움과 공포가 짧고 강렬한 문장으로 적
혀 있었다.

임상 10년차 치과위생사였던 나는 환자의 불안을 다룰 수 있다고 자신했고 환자의 두려움을 충분히 공감하고 있다고 생각했다. 하지만 그 글을 읽는 순간 내가 당연하다고 여긴 순간이 누군가에게는 평생 기억될 공포일 수 있다는 것을 깨달았다. 환자는 치료로 치아를 되찾았지만 나는 그 글을 통해 내가 잊고 있던 치과위생사라는 직업의 본질을 찾았다.

가끔 "왜 치과위생사가 되었나요?"라는 질문을 듣는다. 그럴 때면 잠시 미소 짓는다. 치과위생사가 무슨 일을 하는지도 모르고 대학에 들어갔는데 지금 이 직업은 나의 미래를 바꾸었고 어느새 소명이 되었다는 것을 나는 누구보다 잘 알고 있기 때문이다.

처음부터 당당했던 치과위생사는 아니었다. 처음 임상에 섰던 날, 환자의 불안한 눈빛을 마주했을 때 떨리는 건 환자의 마음뿐 아니라 나의 손끝도 마찬가지였다. 그 떨림이 서로에게 상처가 되지 않기를 바라며 진료를 시작했다.

극도로 내성적인 성격 탓에 환자와 대화하는 것조차 큰 장애물처럼 느껴졌던 나는 진료실에서 웃음을 잃어버린 날이면, '의사도 환자도 동료도 나를 좋아하지 않을 거야'라는 생각이 마음 한 편을 파고들었다.

그래서 치과위생사라는 직업을 포기하고 싶은 날도 많았다. 하지만 이렇게 주저앉을 수는 없기에 내가 할 수 있는 가장 작은 일부터 다시 시작해보기로 했다. 우선, 매일 아침 거울 앞에서 웃으며 환자를 만나는 상상을 했다. 그리고 입꼬리를 살짝 올리면서 "안녕하세요"라고 소리 내어 인사하는 연습을 했다.

처음엔 어색했지만 두 달이 지나면서 어느새 나는 진료실로 들어오는 환자를 먼저 반갑게 맞이하는 사람이 되어 있었다. 그리고 그 웃음은 지금, 누군가 나를 기억하는 가장 확실한 트레이드 마크가 되었다.

타고난 센스가 없었던 나는 임상에서 살아남기 위해 스스로 다음 과제를 정했다. 재료 준비를 빠르게 하고 싶어서 선배 치과위생사의 도움을 받아 서랍에 있는 모든 재료를 정리하기 시작했고, 그 다음에는 아무도 맡고 싶어 하지 않던 보험청구 업무를 자원하여 밤 늦게까지 혼자 남아서 터득했다. 힘들었지만 그 과정에서 배운 것은 단 하나였다.

"작은 전문성이 쌓여 나를 지탱하는 힘이 된다." 보험청구, 재료 준비, 환자 응대까지 작은 경험 하나하나가 쌓이며 나는 도전과 성장을 반복하며 한 걸음씩 나아갔다.

임플란트가 400만 원이던 시절, 전셋집을 팔아 전악 임플란트를 한 택시기사님이 있었다.

"선생님, 임플란트를 하고 삶이 달라졌어요. 이제 모든 음식을 잘 먹을 수 있고 웃을 때 입을 가리지 않아도 돼요."

짧은 한마디였지만 내 마음을 깊게 울렸다. 그리고 조금씩 알게 되었다. 치아 하나를 살려낸다는 것은 환자가 다시 웃을 수 있는 자신감과 삶의 질을 되돌려주는 일이라는 것을 말이다. 치과위생사는 환자의 표정을 바꾸고, 그들의 하루를 바꾸며, 결국 그들의 내일을 바꾸는 존재다.

예방에서 시작된 경험이
교육 콘텐츠가 되다

"배움에 주저하지 말고, 확장에 멈추지 말자. 실무는 내 콘텐츠가 되고, 경험은 누군가의 성장으로 연결된다."

나이 드신 환자분들이 가장 많이 하는 질문이 있다. "아프지도 않은데 왜 병원에 와야 하죠?"

처음에는 그 질문이 당황스러웠다. 하지만 곱씹어 볼수록 매우 중요한 질문이었다.

"노인환자에게 예방이 왜 필요한지, 어떻게 납득시키고 행동으로 옮기게 할까?"

치과는 아파서 오는 곳이 아니라, 아프지 않기 위해 먼저 찾아오는 곳이어야 한다. 그리고 예방은 환자가 평생 잘 먹고, 잘 말하고, 잘 웃는 삶을 누릴 수 있도록 지켜주는 일이다. 그럼에도 많은 환자들은 치과를 아파야 가는 곳이라고 생각한다. 건강한 치아를 오래 유지하면 저작 기능이 튼튼해지고, 영양섭취가 고르게 유지되며, 전신질환의 위험까지 줄어드는데 당장 아프지 않으면 현실로 직접 와닿지 않기 때문이다. 특히 고령자의 구강 기능 저하는 흡인성 폐렴, 근감소증, 우울감과 같은 삶의 마지막을 크게 흔드는 문제로 이어질 수 있다.

예방 진료에 대한 인식을 바꾸기 위해 고민한 결과, 나는 노인환자와 대화할 때 다음과 같은 단계로 설명했다.

- 1단계) 공감 기반 라포 형성: "많이 힘드셨을 텐데 이렇게 오신 것만으로도 정말 잘하셨어요. 최근 식사하실 때나 말하실 때 불편한 점은 없으셨어요?"
- 2단계) 문제 인식 유도: "사실 치아와 잇몸은 문제가 생겨도 티가 늦게 나는 장기예요. 치주질환은 3∼5년 동안 아무 증상 없이 진행되기도 하거든요."
- 3단계) 삶의 질과 연결된 예방 필요성 설득: "지금처럼 '불편하지 않을 때' 관리하면 좋아하는 음식, 사회생활, 말하는 즐거움까지 오래 지킬 수 있는 게 예방의 힘이에요. 특히 씹는 힘이 떨어지면 근육도 줄고, 외출도 줄고, 우울감까지 올 수 있어요."
- 4단계) 경제적 관점 보조: "예방은 치료보다 5배 정도 비용이 적게 들고, 시간과 고생도 크게 줄여줘요. 지금 조금만 관리하면 치료를 5년 이상 미룰 수 있어요."
- 5단계) 구체적 행동 제안: "선생님 치아 상태를 보니 3개월 정도는 잇몸치료를 받으시는 게 좋을 것 같아요. 2주에 한 번 오시면 되고, 집에서는 제가 알려드리는 간단한 구강관리 방법만 따라해 주시면 됩니다."
- 6단계) 긍정적 강화: "정말 잘 결정하셨어요. 선생님의 구강건강을 위한 최고의 선택이 될 수 있도록 제가 도와드릴게요."

예방은 치과 진료실 안에서만 이루어져서는 안 되며 치과 밖에서, 생활 속에서, 지속 가능한 방식으로 이루어지는 맞춤형 프로그램이 필요하다.

환자에게 예방은 '치과 질병을 줄이는 방법'이지만, 나에게는 '삶의 가능성을 넓히는 기회'였다. 임상에서 쌓은 경험은 강의가 되고, 프로그램이 되어 환자와 치과위생사 모두에게 도움을 주었고 그 과정을 통해 나는 이 일이 결국 누군가의 남은 생을 더 좋게 만드는 실천이 될 수 있다는 것을 확신하게 되었다.

우리는 경험을 기반으로 새로운 치과위생사의 역할을 개척하는 전문가이며, 그 중심에는 언제나 '예방'이 있다.

임상 10년 차가 되던 해, 나는 그 소명을 더 넓은 공간으로 옮기기로 결심했다. 그 무대는 바로 치과병원과 대학 강단이었다. 임상의 현장성과 배움을 연결하는 교육촉진자(Facilitator)로서 임상치과위생사와 학생을 미래의 의료현장과 잇는 가교 역할을 수행하고 싶었기 때문이다.

실패를 두려워하는 학생은 시도조차 하지 못하고 성장의 문 앞에서 멈춰버린다. 나는 교육을 하면서 그런 학생과 신입직원들을 위해 실제 임상 사례와 연결된 교육 방식을 도입했다.

임플란트 진료협조를 두려워하던 학생에게 반복적인 실습과 즉시 피드백을 적용하였더니 졸업 후 그 학생은 임상 실장으로 성장해 신입 교육을 주도하였다.

감정 기복이 심하던 신입직원에게 경청과 속도조절을 통한 대화기술을 함께 훈련하니 환자가 먼저 찾는 치과위생사로 성장하였다.

임상에서 만난 환자와 동료 한 사람 한 사람은 모두 나에게 소중한 경험이 되었다. 어떤 설명이 환자에게 통하고, 어떤 피드백이 동료의 마음을 여는지 고민하고, 현장에서 검증하며 쌓아온 경험은 강의가 되었고, 프로그램이 되었고, 결국 치과위생사의 경력개발과 조직문화를 이끄는 기반이 되었다.

처음 강단에 섰을 때는 두려웠다. "내가 정말 이 길을 잘 가고 있는 걸까?" 그러나 교육을 마친 후 "교수님 덕분에 치과위생사가 할 수 있는 일이 이렇게 많다는 걸 알았어요."라고 남긴 짧은 문장에서 나는 확신을 얻었다. 교육은 한 사람의 역량을 바꾸고, 한 직업의 미래를 확장시키는 일이다. 그래서 나는 오늘도 교육을 멈추지 않는다. 그것은 우리가 더 나은 방향으로 변화시키고 있다는 믿음 때문이다.

강단에 섰을 때 느꼈던 떨림은 이제 더 이상 두려움이 아니며 앞으로 누군가의 성장을 함께 설계할 수 있다는 설렘이 되었다. "너의 경험은 누군가의 성장에 쓰일 수 있어." 그 목소리가 내 안에서 끊임없이 속삭인다.

많은 사람들은 여전히 치과위생사의 진로가 한정적이라고 말한다. 하지만 나는 단언할 수 있다. 한 직업 안에는 수많은 미래가 존재한다.

임상 전문가, 구강보건교육 전문가, 임상강사, 대학교수, 콘텐츠 기획자, 연구자, 교육 창업가까지— 우리는 경험을 기반으로 새로운 역할을 창조하는 전문가다. 치과위생사의 길은 멈춰 있는 직업이 아니라, 누구보다 확장 가능성이 큰 미래 직업이라고 나는 확신한다.

지역사회에서 확장되는 교육자의 역할

"우리는 지역사회 전체의 구강건강을 살피고 변화를 이끄는 리더다."

우리 사회는 고령인구가 빠르게 증가하고 있으며, 노년층의 확대는 곧 구강기능 저하를 경험하는 인구가 늘어난다는 것을 의미한다. 그러나 대부분의 노인은 치과 방문을 위해 누군가의 도움을 필요로 하거나 이동 자체가 어렵고, 치과에 대한 두려움까지 있어 예방 진료의 기회를 놓치기 쉽다. 또한 노인의 구강질환은 생활습관과 밀접하게 연결되어 있어 한 번 발생하면 만성적으로 지속되고 전문적인 교육과 일상적인 실천이 병행되어야 한다.

더 나아가 구강기능이 떨어지면 단순히 씹는 능력만 나빠지는 것이 아니라 외출 자체를 줄이게 되고, 이는 사회적 고립으로 이어져 우울감과 삶의 의욕 저하를 초래한다. 결국 구강건강의 문제는 신체적 기능뿐 아니라 정서적·사회적 건강까지 흔드는 전신적 문제다.

치과위생사의 역할을 예방과 구강건강교육자로 재정의하며 사회적 가치(Social Value) 실현의 중심에 치과위생사가 있다는 사실을 현장에서 확인하게 된다. 우리는 지역사회 전체의 구강건강을 살피고 변화를 이끄는 리더다.

나는 전국의 지역사회에서 구강건강 격차 해소가 얼마나 중요한지 수 없이 목격해 왔다. 특히 노인, 장애인 등 취약계층의 구강건강 접근성은 곧 삶의 마지막 품위와 직결된다. 지역사회에서 나의 교육 철학은 맞춤형 구강건강 교육 제공과 건강 형평성(Health Equity) 실천이다. 우리가 수행하는 교육활동은 사회적으로 큰 기여를 하고 있다. 이제 그 역할을 직역의 명확화와 역할 재정립 그리고 방문구강관리 등 공공정책 확대로 인정받아야 한다.

칼 로저스는 말했다. "학습은 강요될 수 없다. 그저 열리게 도와줄 뿐이다." 나는 학생과 후배 치과위생사에게 실수해도 괜찮은 공간을 제공하고 싶다. 심리적 안전감은 가능성의 문을 열고, 공감은 그 문을 지나가게 하는 힘이다. 그들이 한 걸음 내딛는 순간을 믿고 기다려주는 것, 그것이 진짜 '교육'이라고 나는 생각한다.

칼 로저스(Carl Rogers)의 "사람 중심(Humanistic) 교육"

1. 공감(Empathy): 학생의 감정과 상황을 있는 그대로 이해하는 것
   → "왜 못하지?"가 아니라 "무엇이 어렵지?"를 질문한다.
2. 진정성(Genuineness): 교사도 실수할 수 있는 사람이라는 태도
   "이것도 학습의 일부예요"라고 알려주기 → 심리적 안전감(Psychological Safety) 강화
3. 긍정적 존중(Unconditional Positive Regard): 학생의 존재 가치를 조건 없이 인정
   → 잠재력은 모두에게 있다는 믿음. "당신은 할 수 있다"고 끝까지 믿어주는 교육

나는 더 많은 치과위생사가 지역사회 전체의 구강건강을 살피고 변화를 이끄는 리더로 성장하길 바란다. 그래서 오늘도 나는 미래를 향한 교육을 준비한다. 누군가의 삶을 지키는 손길이 두려움 없이 자신의 길을 걸어갈 수 있도록 도와주고 어떤 환자 앞에서도 따뜻한 시선과 말 한마디를 전할 수 있는 치과위생사가 되기를 기대하며….

나는 믿는다. 우리가 만드는 변화는 한 사람의 구강건강을 넘어 한 지역의 삶을 밝히는 빛이 될 것이라고.

ESG를 통해 치과위생사의 본질과 만나다

"우리는 누군가의 건강과 권리를 지키며, 동시에 사회적 가치를 만들어내는 현장형 ESG 전문가이다."

임상과 강단에서 쌓아온 경험은 교육사업을 통해 더 넓은 곳에서 실천하기 시작했다. 그리고 지금까지 10여년간 치과위생사의 성장을 돕는 교육사업을 하면서 어느 순간 나는 질문을 던지게 되었다.

"치과위생사의 미래를 위해 그리고 이 사회를 위해 좀더 의미 있는 일은 무엇이 있을까?"

그 답은 분명했다. 치과위생사의 전문 교육에서 멈추지 않고, 그들이 사회와 미래에 기여하는 보건의료 전문가로 성장할 수 있도록 돕는 것이다. 환자 한 명의 치아를 지키는 일은 그 사람의 영양, 웃음, 존엄, 삶의 질을 지키는 일이다.

그래서 나는 치과위생사가 사회와 미래의 건강을 지켜내는 실천가가 되도록 돕는 것으로 교육의 목표를 다시 정의하기로 했다. 교육이 사람을 바꾸고, 사람이 의료를 바꾸며, 의료가 결국 세상을 바꾼다고 믿기 때문이다.

지역사회와 미래의 건강을 지켜내는 일이라 믿어온 생명존중, 기후위기, 공정무역을 공부하는 과정에서 나는 'ESG 경영'이라는 개념을 만나게 되었다. 처음에는 기업의 지속가능성을 위한 경영 전략쯤으로만 이해했지만, 임상과 지역사회에서 마주한 현실은 분명한 답을 알려주었다. 치과위생사는 본질적으로 생명과 관련있는 직업이며, 우리가 매일 수행하는 진료와 교육, 관리의 영역 자체가 이미 환경적 책임(E), 사회적 가치(S), 윤리적 기반(G)을 실천하는 ESG의 현장이었다는 사실이다. 따라서 우리는 매 순간 ESG를 생각하고 고민하며 일해야 한다.

1) 예방 중심 진료 → E(환경적 책임/Environment): **일회용품 사용 및 의료 폐기물의 절감**
2) 환자에 대한 공감적 케어 → S(사회적 가치/Social): **건강 형평성 실현**
3) 환자 권리와 존엄성 보호 → G(윤리적 기반/Governance): **윤리성 기반의 진료 수행**

이 모든 활동은 치과위생사가 매일 하는 업무다. 우리는 누군가의 건강과 권리를 지키며, 동시에 사회적 가치를 만들어내는 현장형 ESG 전문가이다. 이것이 내가 ESG에 관심을 갖게 된 이유이며, 앞으로의 교육이 그 방향으로 나아가야 하는 이유다.

어느 날 경로당 교육이 끝난 뒤 한 어르신이 손을 꼭 잡고 말했다.

"이 나이에 누가 내 이를 이렇게 지켜준다고 신경 써줍니까." 나는 어르신의 손을 조심스럽게 잡으며 깨달았다. 우리 손끝은 누군가의 남은 생을 밝게 비추는 빛이 될 수 있구나. 고령사회로 갈수록 그 빛의 필요성은 더 커질 것이다. 치과위생사는 노인의 존엄성을 지켜주는 대표적인 지역사회 구강건강 리더이다.

장애인 구강건강 교육을 할 때 만난 한 보호자의 말이 아직도 기억난다. "이 아이는 아파도 표현을 못 해요. 대신 말해줘서 고마워요." 지역사회에서 취약한 사람들의 목소리를 대신 전하는 일, 그것이 바로 치과위생사의 사회적 소명이다.

한 명의 변화가 팀을 바꾸고, 현장을 바꾸고, 결국 세상을 바꾼다. 그래서 나는 오늘도 묻는다.

어떤 치과위생사로 성장하기를 원하는가?

이제 나는 망설이지 않고 대답할 수 있다. 생명존중의 가치를 실천하며, 사람과 지구의 미래를 지키는 보건의료인이 우리가 함께 만들어가야 할 치과위생사의 새로운 표준(New Standard)이며 가치이다.

치과위생사에게서 시작된 변화는 환자 곁에서, 지역사회에서, 그리고 이 지구 위에서 지속 가능한 내일을 만들어갈 것이다.

나의 경험이 누군가의 성장을
이끌 수 있다면

"한 사람의 직업이 세상을 바꾸고 교육은 미래를 바꾼다. 우리는 관계
속에서 성장하고, 그 성장이 결국 세상을 변화시키는 힘이 된다."

후배들이 종종 묻는다. "저 같은 사람도 잘할 수 있을까요?"

나는 주저 없이 말한다. "물론이다. 끊임없이 배우고, 계속 성장한다
면 분명 잘할 수 있다."

내가 믿는 교육의 본질은 이렇다. 한 사람의 가능성을 믿어주는 단
한 사람, 그 존재가 인생을 바꾼다. 우리는 환자에게 늘 건강한 미래를
이야기한다. 하지만 때로는 우리 자신에게 그 미래를 말해줘야 한다. 나
는 다양한 분야에서 봉사와 교육을 하며 우리가 나아가야 할 치과위생
사의 미래를 생각하게 되었다.

방황하는 청소년들의 꿈을 찾아주기 위해 나는 중·고등학생을 대상
으로 진로 코칭과 직업인 특강을 2014년부터 진행해 왔다. 그리고 그
안에서 자신만의 가능성을 발견하는 학생들을 수없이 보았다. 진로교육
은 자신의 삶을 설계하는 첫 걸음을 함께 걷는 시간이다.

시간이 날 때마다 사회취약계층을 위한 의료봉사와 노인 구강건강 교
육에 참여하는 것은 나의 또다른 기쁨이다. 의료봉사와 교육을 하며 치

과위생사는 진료실 안에서만 머무르는 직업이 아니라, 사회 곳곳의 불평등과 건강 격차를 줄이는 '공공의 리더'라는 사실을 나는 깨닫게 되었다.

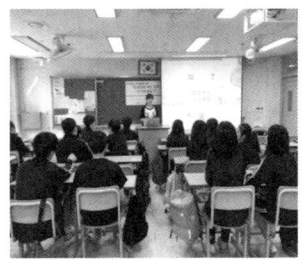 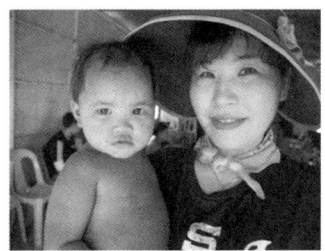

나는 대한치과위생사협회에서 치과위생사의 권익증진과 업무영역확장을 위한 다양한 일을 수행하고 있다. 이 일은 치과위생사들이 더 넓은 세상과 소통하며 전문직의 사회적 책임을 확장하는 과정이다.

협회의 일원으로서 나는 언제나 스스로에게 묻는다. "우리가 하는 일이 국민의 구강건강증진과 치과위생사의 미래에 어떤 변화를 남기는가?" 그 질문은 나를 멈추지 않게 한다. 결국, 협회의 성장이 우리의 직업적 성장을 이끌 것이고 그것은 곧 사회의 성장으로 이어진다고 믿기 때문이다.

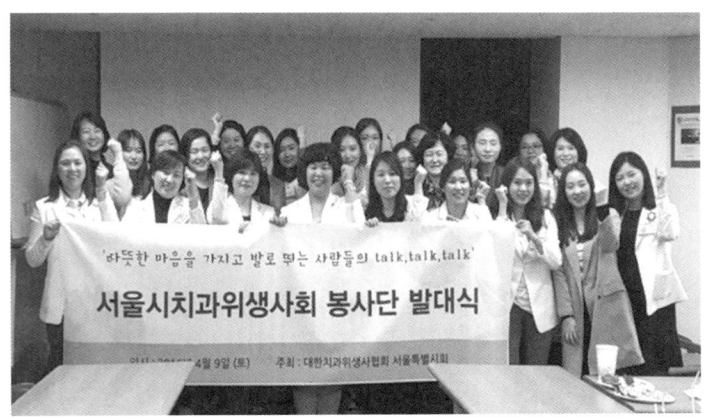

나의 교육철학은 단순하다.

- 1. 실수는 실패가 아니라 경험의 증거이다
- 2. 성공은 어제보다 나은 나를 만드는 것이다.
- 3. 칭찬은 능력을 확장시키고, 피드백은 방향을 잡아준다.

"환자의 웃음은 우리가 만들어내는 최고의 성과이다." 라는 말을 기억하며 나는 사회가 요구하는 전문성과 책임성을 갖춘 치과위생사 교육자로 성장할 것이다. 구강건강을 통한 건강수명 연장, 예방 중심의 패러다임 전환, 지속가능한 의료 환경, ESG 시대의 보건 리더십. 그것이 우리가 걸어갈 길이다. 치과위생사의 미래는 곧 우리 사회의 미래다. 치과위생사라는 직업은 나에게 세상을 사랑하는 방식을 가르쳐 주었다. 그래서 나는 확신한다.

"한 사람의 직업이 세상을 바꾸고 교육은 미래를 바꾼다."

내가 걸어온 길이 누군가의 성장을 이끌 수 있다면, 나는 기꺼이 이 길을 계속 걸을 것이다.

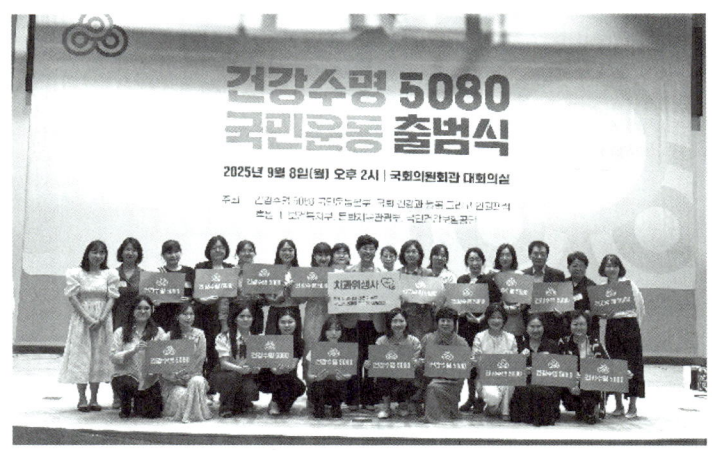

이 책을 읽는 후배들, 그리고 이 길을 꿈꾸는 학생들에게 전하고 싶다.

직업은 나를 키우는 학교이며 힘겨운 하루는 당신이 좀더 단단해지고 있다는 증거이다.

그러니 불안해하지 말자. 당신은 이미 잘하고 있고, 더 잘할 수 있다.

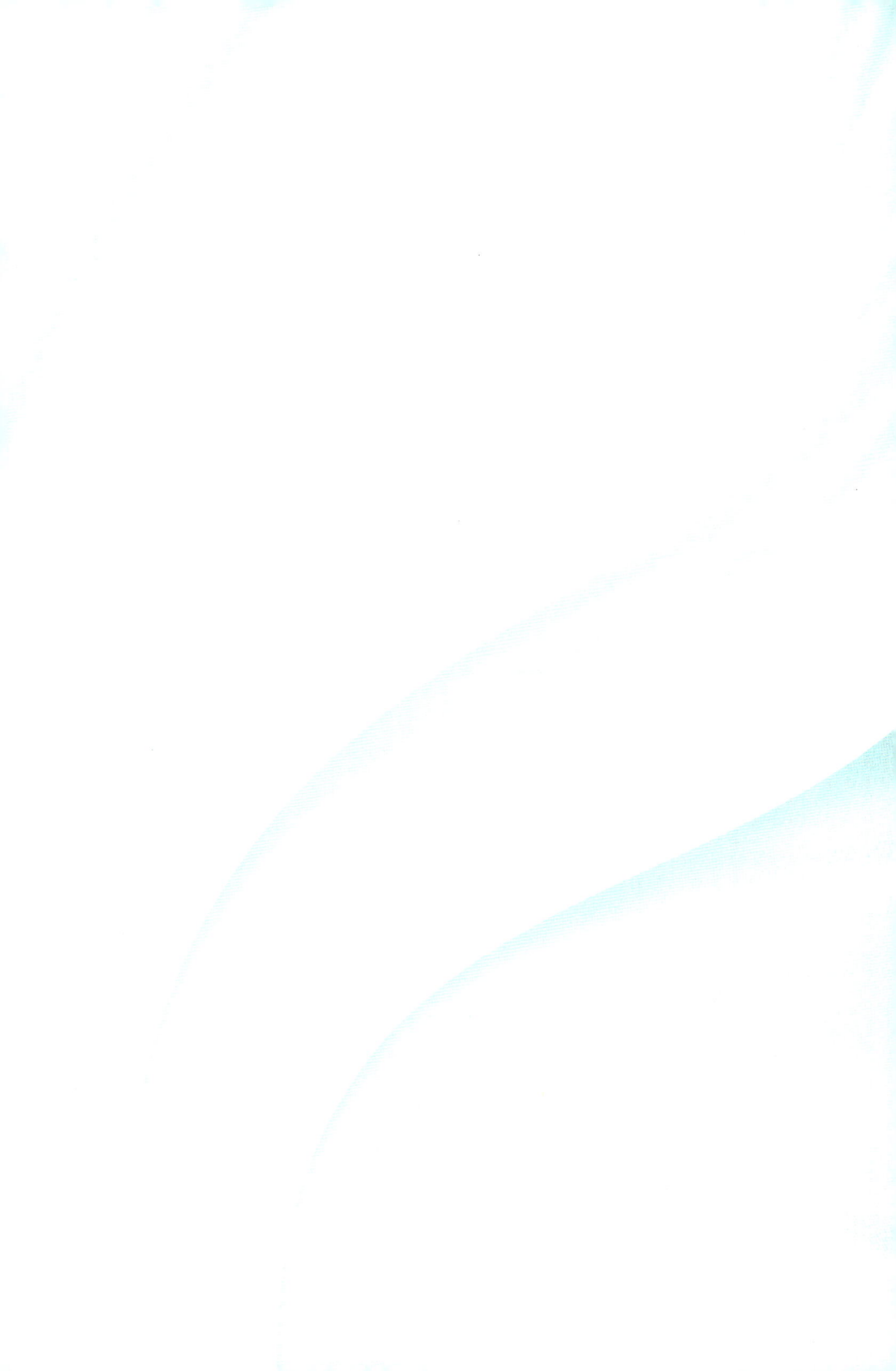

언니들의 클라쓰 ❸

교육 쫌 한다는
치과위생사들의 이야기

초판 1쇄 2025년 12월 20일

지은이 조지영 · 박현숙 · 진혜령 · 전이슬 · 이송주 · 박영진 · 최지원 · 김서연 · 최정화
　　　 백지민 · 박지현 · 권양옥 · 최지은 · 양윤서 · 유다인 · 강원주 · 유은미
발행인 김재홍
교정/교열 김혜린
디자인 박효은
마케팅 이연실

발행처 도서출판지식공감
등록번호 제2019-000164호
주소 서울특별시 영등포구 경인로82길 3-4 센터플러스 1117호(문래동1가)
전화 02-3141-2700
팩스 02-322-3089
홈페이지 www.bookdaum.com
이메일 jisikwon@naver.com

가격 20,000원
ISBN 979-11-5622-976-6 03510